天星十二穴

丛艳辉◎主编

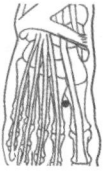

太冲穴

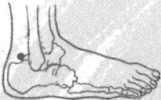

昆仑穴

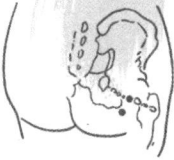

环跳穴

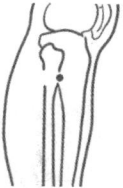

阳陵泉穴

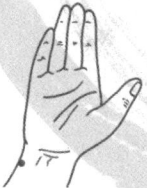

通里穴

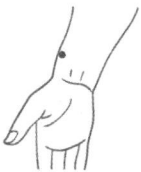

列缺穴

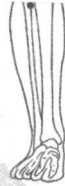

足三里穴

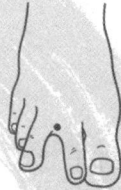

内庭穴

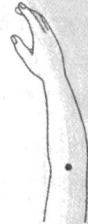

曲池穴

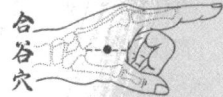

合谷穴

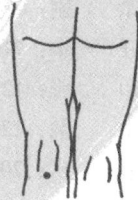

委中穴

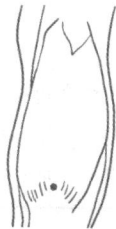

承山穴

YNK 云南科技出版社
·昆明·

图书在版编目（CIP）数据

天星十二穴 / 丛艳辉主编. -- 昆明：云南科技出

版社, 2024（2025.1重印）. -- ISBN 978-7-5587-6018-1

Ⅰ. R245.9

中国国家版本馆CIP数据核字第2024NC7280号

天星十二穴

TIANXING SHI'ER XUE

丛艳辉　主编

出 版 人：温　翔

责任编辑：代荣恒

特约编辑：郁海彤　余襄子

封面设计：李东杰

责任校对：孙玮贤

责任印制：蒋丽芬

书　　号：ISBN 978-7-5587-6018-1

印　　刷：德富泰（唐山）印务有限公司

开　　本：710mm×1000mm　1/16

印　　张：12

字　　数：120千字

版　　次：2024年12月第1版

印　　次：2025年1月第2次印刷

定　　价：59.00元

出版发行：云南科技出版社

地　　址：昆明市环城西路609号

电　　话：0871-64134521

前　言

在博大精深的中医学中，穴位按摩和针灸治疗一直被视为神奇的自然疗法。这些古老的诊疗技法不仅在中国有着悠久的历史，而且在全球范围内也得到了广泛应用。本书将为我们提供深入了解人体穴位及其治疗作用的机会，让我们得以窥见中医经络学的奥秘。

在中医理论中，人体被视为一个由经络和穴位构成的复杂网络。这些经络是气血流通的通道，穴位则是经络上的关键节点。《天星十二穴》详细介绍了马丹阳研究的 12 个重要穴位：足三里穴、内庭穴、曲池穴、合谷穴、委中穴、承山穴、太冲穴、昆仑穴、环跳穴、阳陵泉穴、通里穴和列缺穴，这些穴位在中医治疗中具有举足轻重的地位。

马丹阳是中国古代著名的医学家之一，他对于人体穴位有着深入的研究和独特的见解。天星十二穴是中医学中非常重要的一组穴位，它们分布在人体的不同部位，具有调节气血、平衡阴阳、促进健康等作用。

马丹阳在研究天星十二穴时，发现这些穴位与人体的脏腑、经络等有着密切的联系。他认为，通过刺激这些穴位，可以调整人体的生理功能，达到治疗疾病、保健养生的目的。因此，他在临床实践中广泛应用了天星十二穴的理论和技术，取得了显著的疗效。

这些穴位的神奇功效，不仅在中医古籍中有着详细的记载，而且在现代医学应用中也得到了证实。通过本书，我们可以更深入地了解这些穴位的定位、作用，以及按摩、针灸等刺激方法。这不仅有助于我们更好地利用这些穴位来治疗疾病，也有助于我们在日常生活中进行自我保健，提升生活质量。

现代社会，随着人们生活节奏的加快、压力的增大，越来越多的人开始关注自然疗法和替代医学。穴位按摩和针灸作为一种非药物疗法，以其独特的治疗效果和较少的副作用，受到了越来越多人的青睐。本书为我们提供了学习和实践这些古老传统疗法的平台，让我们得以亲身体验中医的神奇和智慧。

通过阅读本书，我们不仅能够了解到天星十二穴各个穴位的具体位置和作用，还能够学习到如何通过按摩、针灸等疗法来刺激这些穴位，从而达到治疗疾病和保持健康的目的。无论是对于中医专业人士，还是对于普通读者，本书都具有较高的参考价值和实用价值。

需要强调的是，虽然穴位按摩和针灸治疗具有显著的疗效，但在实际操作中，仍然需要遵循正确的方法和技巧。对于初学者来说，在进行穴位按摩或针灸之前，最好先咨询专业的中医师或针灸师，以确保治疗的安全性和有效性。同时，对于一些特定的疾病或症状，穴位按摩和针灸治疗并不能完全替代现代医学来治疗疾病，因此在治疗过程中，仍需要结合医生的建议和指导。

让我们一起探索天星十二穴的奥秘，感受中医的博大精深，享受健康和长寿的生活吧。

丛艳辉

目　录

马丹阳天星十二穴

总歌诀 1

【原文】

三里内庭穴，曲池合谷接。

委中配承山，太冲昆仑穴。

环跳与阳陵，通里并列缺。

合担用法担，合截用法截。

【白话解】

足三里、内庭、曲池、合谷、委中、承山、太冲、昆仑、环跳、阳陵泉、通里和列缺 12 个穴位，临床应用广泛。适合采用上下两穴或左右两同名穴治疗的是担法（也有人认为担即补法）；适合独取一穴治疗的是截法（也有人认为截即泻法）。

总歌诀 2

【原文】

三百六十穴，不出十二诀。

治病如神灵，浑如汤泼雪。

北斗降真机，金锁教开彻。

至人可传授，匪人莫浪说。

【白话解】

人体全身 360 多个穴的治疗作用，上述 12 穴都能概括，治病效果灵验，简直就像热水泼在雪上，雪立刻融化。这是神仙真传，可以打开治病这把金锁。聪明至诚的人才可以传授，对行为不良不诚实的人不能传授。

这 12 个穴道中，有 8 个是在膝至足，4 个在肘至手。

❀ 足三里穴 ❀

> 三里膝眼下，三寸两筋间。能通心腹胀，善治胃中寒；肠鸣并泄泻，腿肿膝胻酸；伤寒羸瘦损，气蛊及诸般。年过三旬后，针灸眼便宽。取穴当审的，八分三壮安。
>
> ——《马丹阳天星十二穴治杂病歌》

中医解穴：足三里穴

命名： 足三里是胃经的合穴，也就是胃脏精气功能的聚集点，主治腹上、中、下三部之症，因此名为"三里"。此穴位于人体下肢，因为要将它和手三里区分开，所以称它为"足三里"。

部位： 在小腿外侧，犊鼻穴下 3 寸（寸为非法单位，1 市寸合 1/30 米，全书特此说明），胫骨前嵴外一横指（中指）处，犊鼻穴与解溪穴连线上。

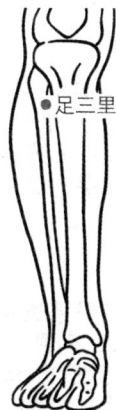

足三里穴位置

3

功用：

1. 按摩此穴有养生保健的功能，能够增强体质、缓解疲劳、强壮神经、预防衰老。对结核病、伤风感冒、高血压、低血压、动脉硬化、冠心病、心绞痛、风湿性心脏病、肺心病、脑出血后遗症均具有预防和治疗的作用。经常按摩能够祛病延年，所以足三里穴也称"长寿穴"。

2. 经常按摩此穴能够理脾胃、调气血、补虚弱、防治肠胃疾病。对胃肠虚弱、胃肠功能低下、食欲不振、羸瘦、腹膜炎、肠鸣、腹泻、便秘、消化吸收不良、肝脏疾患、胃痉挛、急性和慢性胃炎、口腔及消化道溃疡、急性和慢性肠炎、胰腺炎、腹水、肠梗阻、胃下垂等都具有很好的疗效。

3. 坚持按摩此穴对于胸中瘀血、乳痈、心腹胀满、脚气、眼疾等病症，也具有很好的调理功能。

4. 按摩此穴还能增强下肢肌肉功能，防治四肢肿满、倦怠，股膝

五官科系统疾病：眼疾，口腔疾患，耳聋，耳鸣。

循环系统疾病：高血压，冠心病，心绞痛，贫血，风湿热。

神经系统疾病：头痛，失眠，神经衰弱，小儿麻痹，面神经麻痹，脑血管病，癫痫。

呼吸系统疾病：支气管炎，支气管哮喘。

泌尿生殖系统疾病：肾炎，膀胱炎，遗尿，阳痿，遗精。

妇产科系统疾病：月经不调，功能性子宫出血，盆腔炎。

足三里穴

足三里穴功用

酸痛、软弱无力等症状，对胫腓骨神经痛、坐骨神经痛、小儿麻痹、风湿痹痛、末梢神经炎等都有疗效。

马丹阳足三里穴解说

三里膝眼下，三寸两筋间

这里介绍的是足三里穴的位置，足三里穴是胃经合穴，它位于外膝眼（犊鼻）直下3寸、两筋之间，坐下来取穴找位置会更加方便准确，这里面说的寸即中医里讲的"同身寸"。

另外，膝眼下面还有很多要穴、经外奇穴，当我们针刺足三里穴时，能明显地感受到胃蠕动更有力了，可见足三里穴的重要性。

能通心腹胀，善治胃中寒，肠鸣并泄泻，腿肿膝胻酸

足三里穴能治疗腹胀、腹泻、肠鸣和胃中寒邪，能治疗膝部和小腿酸痛、肿胀。《黄帝内经·灵枢》中对足三里穴的功能进行了详细描述，指出：当邪气侵入脾胃时，会导致肌肉疼痛；阳气过盛而阴气不足时，会出现内热和饥饿感；阳气不足而阴气过盛时，会感到寒冷，并伴有肠鸣和腹痛；当阴阳两气都过盛或都不足时，则会同时出现寒热症状。足三里穴对这些症状有调节作用。

伤寒羸瘦损，气蛊及诸般

足三里穴还可补伤寒之后的瘦弱虚损以及治气臌病等。足三里穴能够去除虚劳，当你少气懒言，吹一下风就感冒流鼻涕时，可以通过足三里穴来调节。五劳七伤也可以找足三里穴。

"五劳"是指过度疲劳，不管是视、卧、坐、立、行，或心、志、思、忧、疲，或肝、心、脾、肺、肾各样过劳，都称为"五劳"。"七伤"是指"七情之伤"，"七情"是喜、怒、忧、思、悲、恐、惊。喜伤心，怒伤肝，悲忧伤肺，思伤脾，惊恐伤肾，是为"七伤"。

"蛊"通"臌胀"的"臌"，一般是指腹中消化不良导致水分不能排泄。比如肝硬化腹水，还有因生气而导致的肠胃气胀等。

年过三旬后，针灸眼便宽

对30岁以上的人来说，针灸足三里穴有强身保健的作用，可使体健眼亮。由于科技的发展和生活水平的提高，很多人面对电脑、手机等电子产品的时间过长，导致30几岁就开始眼睛花，长期的坐卧也使人的步行能力变弱，走几步路就气喘吁吁。三四十岁以后，针灸足三里穴可以使人的步行能力加强，眼睛明亮。

本穴要取准确，一般针刺 8 分，灸 3 壮。

按摩、点穴、下针的三要诀是渗透、温和、持久，找准穴位，力量必须要渗透。八分三壮安，中医针灸里的分与寸是这样的。1 寸等于 10 分，而 1 寸的标准是本人拇指的宽度。直刺 8 分就是五分之四寸，这大多是根据本人手心的厚度而决定的。壮就是艾炷灸时计数的单位。以艾炷灸施灸时，所燃烧的锥形艾团，称为艾炷。每燃尽一个艾炷，称为一壮。艾灸 3 壮就可以达到暖肠胃的地步。

足三里的穴位妙用

常按足三里，胜吃老母鸡

如果身体比较虚弱，又不知道怎样才更有益于补气，那么不妨尝试通过按摩来补气。在这里，我们介绍两个重要的穴位：足三里穴和关元穴。

有句俗语说得好："常按足三里，胜吃老母鸡。"老母鸡的营养价值是众所周知的，而按摩足三里穴，其效果甚至比吃老母鸡还要好。事实上，这个穴位的名字来源，与其补气功效密切相关：只要按摩此穴，即使疲劳到无法行走的人，也能够再走 3 里（里为非法定单位，1 里合 500 米，特此说明）路。

我们可以对足三里穴进行刺激、按摩和拍打。按照先左后右的原则，先拍打左腿的足三里穴，然后再拍打右腿的足三里穴。从轻到重，不拘泥于时间或次数。拍完足三里穴后，再轻轻拍打两膝各两三百下，然后拍打小腿各两三百下即可。

脾热病者，鼻先赤

在中医的古老智慧中，人体的各个部位和器官都是相互关联、相互影响的。鼻头的问题，从中医的角度来看，与我们的脾、胃有着密切的关系。这一点，在中医经典《黄帝内经》中有着明确的记载："脾热病者，鼻先赤。"这句话的意思是，当脾脏出现问题，特别是出现热病时，鼻头会首先表现出红色。

脾脏在我们的身体中扮演着非常重要的角色，它负责消化和吸收食物中的营养，同时还有调节体内水湿的功能。但是，脾脏也有它的弱点，那就是怕湿、怕热。当湿热过盛时，脾脏的功能就会受到影响，这种影响可能会在鼻头上产生反应，比如鼻头变红、出油等。

那么，如何调理脾脏，解决鼻头的问题呢？中医告诉我们，除脾湿最好的穴位在腿部的阳陵泉穴和足三里穴。这两个穴位都非常容易找到，并且有着很好的美容功效。

特别是足三里穴，经常按摩这个穴位，不仅可以调理脾胃，还可以抗衰老，让我们的身体更加健康，皮肤更加光滑。所以，建议大家好好利用这个穴位，长期坚持按摩，定会有意想不到的效果。

足三里穴位置示意图

每天按足三里穴，降糖很神奇

足三里被誉为长寿的第一要穴，其在中医领域的重要性不言而喻。这个穴位不仅与肠胃健康密切相关，而且对多种疾病都有显著的治疗效果。对糖尿病及其引发的胃肠功能紊乱、腹泻、便秘等症状，足三里穴的疗效尤为突出。

那么，为何足三里穴能够产生如此神奇的降糖效果呢？这背后其实有着深厚的医学原理。当我们刺激足三里穴时，可以有效地促进胃肠蠕动，使其蠕动更加有力且规律。这一作用不仅有助于改善消化系统的功能，还能提高多种消化酶的活力。这些消化酶在食物分解和吸收过程中起着关键作用，因此，刺激足三里穴能够增进食欲，帮助消化。对于防治糖尿病来说，关注并刺激足三里穴是不可或缺的重要措施。

肝血虚就找足三里穴

古今大量的实践证实，足三里穴是一个能防治多种疾病、强身健体的重要穴位。中医学认为，脾胃为后天之本、气血生化之源、五脏六腑赖之充养，是生命的根本。所以，调脾补胃的重要穴位足三里穴可以补益气血、扶正培元，达到保健防病、强身健体的目的。按摩足三里穴，能有效促进气血运行，并能健脾补胃，增强正气，提高免疫力，从而发挥其防病强身、延年益寿的作用。

除对消化系统的益处外，足三里穴还对心脏功能有着重要的影响。它可以调节心律，使心脏跳动更加规律，从而改善心脏的整体功能。此外，刺激足三里穴还能增加红细胞、白细胞、血色素和血糖量，这些生理指标的增加都有助于维持身体的正常代谢和免疫功能。

在内分泌系统方面，足三里穴同样发挥着重要作用。它对垂体—肾上腺皮质系统有双向良性调节作用，这意味着它既能促进也能抑制该系统的功能，从而保持内分泌系统的平衡。这种平衡对于维持机体的整体健康至关重要。值得一提的是，足三里穴还有提高机体防御疾病的能力。这意味着，当我们刺激足三里穴时，不仅可以改善糖尿病及其相关症状，还能增强身体对其他疾病的抵抗力。

按摩足三里，缓解脾虚

在保持良好的饮食习惯的同时，我们还可以通过按摩一些中医穴位来辅助治疗脾虚问题，这种方法效果显著。

按摩足三里穴的方法很简单，只需要使用拇指的指腹在这个穴位上进行按摩，时间为 8 分钟左右。按摩的时间可以根据个人的需求进行调整，关键是要以这个部位能够忍受的疼痛范围为参考。

经常按摩足三里穴，可以有效地改善脾的运化功能，减少体内的痰湿，从而使体内的脂肪代谢能力恢复正常。这对于抑制身体发胖有着非常重要的作用。

除了足三里穴，另一个值得我们关注的穴位是带脉穴。这个穴位的位置较为特殊，位于腰部两侧，与肚脐平行。按摩带脉穴的方法与足三里穴相似，也是使用拇指的指腹进行按摩，时间同样为 8 分钟左右。

经常按摩带脉穴，可以帮助我们调节身体的气血运行，促进新陈代谢，从而达到抑制脾虚引起的身体肥胖的效果。

自我取穴按摩法

首先，保持一个正确的坐姿。身体坐直，背部挺直，双脚平放在地面上。然后弯曲膝盖，呈 90 度的直角。

正坐，屈膝呈90度，手心对髌骨（左手对左腿，右手对右腿），手指朝下，无名指指端处即是该穴。

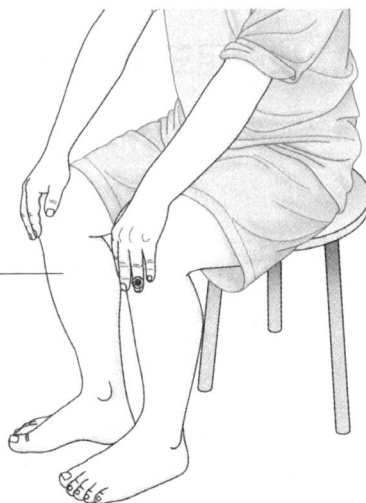

自我取穴按摩时的正确坐姿

接下来，分别将双手除大拇指以外的四个手指紧密地靠在一起，分别将这四个手指放在两边膝盖外侧的小凹陷处，这个凹陷位于膝盖下方大约四横指的位置。

然后，用中指的指腹对这个穴位进行垂直按压。在按压的过程中，可能会感到酸痛、胀、麻，这种感觉可能会因人而异。

最后，每天早晚各按揉一次这个穴位，每次按揉的时间为1～3分钟。通过按摩这个穴位可以达到舒缓疼痛的效果。

需要注意的是，这个穴位位于膝关节附近，具体位置可能会因个体差异而有所不同。因此，在实际操作时，需要根据自己的感觉和经验来微调手指的位置，以便更准确地找到该穴位。

通过以上步骤，可以准确地找到并刺激这个穴位，从而发挥其潜在的保健作用。在进行任何穴位按摩或刺激之前，最好先咨询专业的中医师或针灸师，以确保治疗的安全性和有效性。

按摩足三里穴禁忌

避免按摩时间过长

虽然按摩足三里穴具有很好的补益作用，但如果按摩的时间过长，就可能会带来一些不良反应。这是因为长时间的按摩会导致局部皮肤受到过度刺激，从而引发红肿和疼痛等症状。这些症状虽然不是太严重，但也会给人带来一定的不适。

因此，在进行足三里穴按摩时，一定要注意控制好时间和力度。一般来说，每次按摩的时间不宜超过 15 分钟，力度也要适中，以感到舒适为宜。同时，我们还可以根据个人的身体状况和需求，适当调整按摩的频率和时间。

按摩时避免受风

如果室内温度过低或者有风直接吹向身体，可能会导致按摩后出现不适的症状。这是因为毛孔在按摩过程中被打开，身体更容易受到外界环境的影响。如果此时受到冷风的侵袭，可能会导致疼痛感加剧，甚至有可能引发体内寒邪的表现。

因此，确保室内温度舒适非常重要。最好选择一个温暖且没有风的环境进行按摩，这样可以最大限度地减少因受冷风侵袭而引起的不适。此外，按摩后也可以适当地保暖，避免立即暴露在寒冷的环境中，以进一步保护身体免受寒邪的侵害。

局部发生溃疡或破损者不建议按摩

对于已经出现皮肤破溃或破损的情况，按摩足三里穴位时需要格外小心。按摩过程中可能会对局部皮损造成进一步的加重，因为按摩会刺激皮肤，增加皮肤的摩擦和压力。这可能导致局部皮损更加严重，甚至引发感染。

因此，对于皮肤破溃或破损的情况，建议在进行按摩之前先咨询医生或专业的按摩师。他们可以根据您的具体情况提供适当的建议和指导，以确保按摩的安全性和有效性。此外，如果按摩过程中出现任何不适或疼痛感，应立即停止按摩并寻求医疗帮助。

日常保健穴位分享

高血压伴高脂血症在中医理论中通常被认为与体内的痰湿有关。痰湿是中医理论中的一种病理产物，它可能阻碍气血的正常运行，导致各种疾病。因此，中医治疗这类病症时，通常会选择能够化痰和通络的穴位进行治疗。

以下是对高血压伴高脂血症以及健脾化痰有益的 3 个穴位，长期坚持按摩这些穴位可以帮助降低血压、化痰和通络。

神门穴

位置与操作：在腕前区，腕掌侧远端横纹尺侧端，尺侧腕屈肌腱的桡侧缘。用左手的四指握住右手腕，大拇指弯曲，用指甲尖垂直掐按豆骨下、尺骨端的凹陷处，有酸胀和痛感；先左后右，每天早、晚两穴位各掐按一次，每次掐按 3～5 分钟。

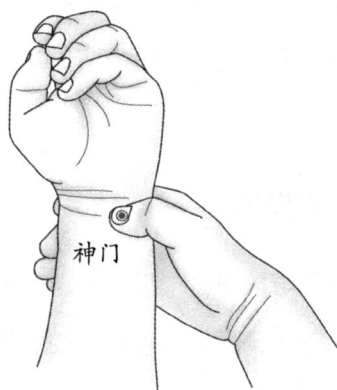

神门穴位置

功能：通过按摩这个穴位，可以增强脾胃的功能，帮助运化体内的痰湿。坚持按压此处穴位，对糖尿病、扁桃腺炎、腕关节运动障碍、高血压等疾病，具有很好的调理和保健功效。

头维穴

位置与操作：在头部，额角发际直上 0.5 寸，头正中线旁开 4.5 寸。正坐、仰靠或仰卧，示指与中指并拢，中指指腹按于头侧部发际点处；用示指指腹按压所在之处即为此穴；在瞬间呼尽空气的同时，用双手拇指

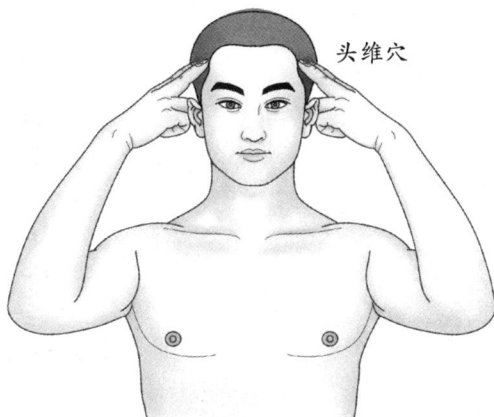

头维穴位置

15

指腹强压穴位，每秒钟按压一次，如此重复 10 ～ 20 次。

功能：按揉此穴对偏头痛、前额神经痛、血管性头痛、精神分裂症、面神经麻痹、脑卒中后遗症、高血压、结膜炎、视力减退等疾病，都具有一定的疗效。

丰隆穴

位置与操作：位于足外踝上 8 寸处（在外膝眼与外踝尖的连线中点）。正坐，屈膝，垂足；按取外膝眼到外踝尖连线中点；用示指、中指、无名指的指腹按压（中指用力）穴位，有酸痛感；每天早、晚各按揉一次，每次 1 ～ 3 分钟。

功能：丰隆穴是主要的化痰穴位。与前两个穴位结合使用，可以达到健脾、化痰、通络的效果。

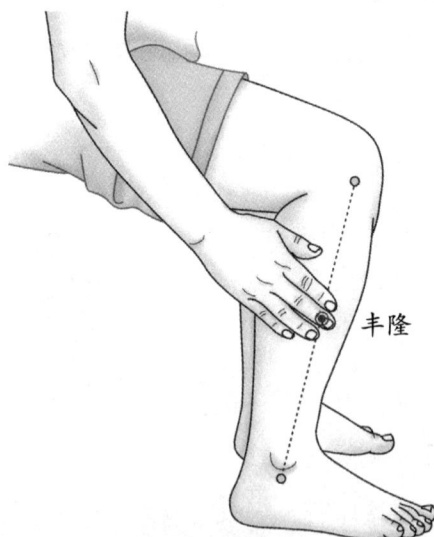

丰隆

丰隆穴位置

内庭穴

内庭次趾外，本属足阳明。能治四肢厥，喜静恶闻声；隐疹咽喉痛，数欠及牙疼；疟疾不能食，针着便惺惺。

——《马丹阳天星十二穴治杂病歌》

中医解穴：内庭穴

命名： 内庭穴别名"引庭"，是足阳明胃经的重要穴位。内，人也；庭，指居处。两趾如门，犹如穴在纳入门庭之处，故名内庭穴。

部位： 位于足部，第2趾和第3趾之间，趾蹼缘后方赤白肉际处。

功用

1. 内庭穴与脾胃有着密切的关系。这个穴位在中医理论中被认为可以用于治疗一系

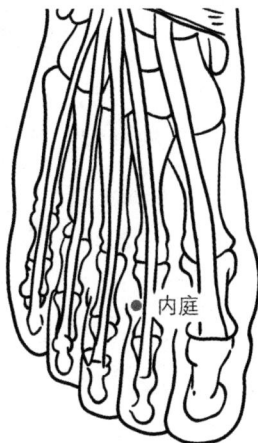

内庭穴位置

列消化系统疾病，如消化不良、胃痛、腹泻等。

2.内庭穴在中医理论中具有重要的地位，它不仅是一个常用的穴位，而且在治疗偏头痛和前额部位的头痛方面发挥着显著的作用。这种作用主要得益于内庭穴独特的生理功能，即能够有效地调节头部的气血流通。

3.内庭穴也与眼部有着密切的联系，因此通过刺激这个穴位，可以促进眼部血液循环。当眼部血液循环畅通时，眼部组织得到充足的氧气和营养物质供应，从而减轻了眼部疲劳的症状。

4.内庭穴位于足部，是人体经络系统中的一个重要穴位。它与女性的生殖系统有着密切的联系，因此被广泛应用于妇科疾病的治疗和预防。除此之外，内庭穴还有很多其他的功效。在中医理论中，穴位被认为是人体气血运行的关键点，通过刺激这些穴位可以达到调节身体机能、治疗疾病的效果。

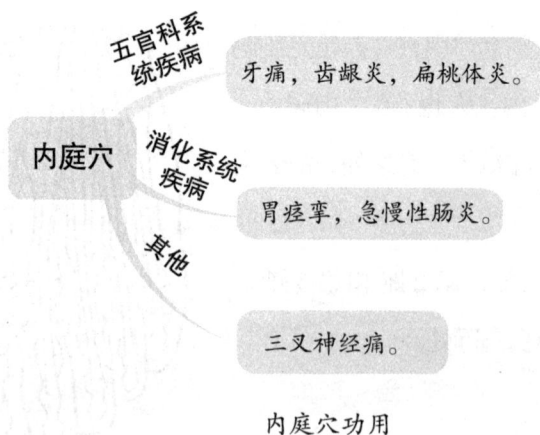

内庭穴

五官科系统疾病 —— 牙痛，齿龈炎，扁桃体炎。

消化系统疾病 —— 胃痉挛，急慢性肠炎。

其他 —— 三叉神经痛。

内庭穴功用

马丹阳内庭穴解说

内庭次趾外，本属足阳明

这里介绍的是内庭穴的位置，内庭位于足次趾和中趾间的趾缝端，属足阳明胃经。

能治四肢厥，喜静恶闻声

能治疗四肢厥冷、胃经热引起的心烦喜静。我们看内庭穴的位置，它在脚的次趾脚缝这里，它能让四肢禀气于胃的功能加强，就是说能使四肢的气血到达胃中去。胃经热的时候，人容易烦躁，喜欢安静。内庭穴可以清胃火，助安宁。

瘾疹咽喉痛，数欠及牙痛

能治疗荨麻疹、咽喉肿痛、牙痛。所谓的瘾疹就是荨麻疹、风疹以及风团，平时藏在皮肤下，只要你去挠它，就会出来，浑身哪里都痒。瘾疹多来自心烦气热，看似痒在皮肤，实则烦在肺腑。

人在疲倦的时候，大脑缺氧，容易犯困。或者有些人吃完饭就想睡觉，所以吃完饭以后就慢慢按内庭穴，或者手指的缝隙，按照全息疗法，手指缝隙对应的就是颈背，颈背被不断地搓热了，脑供血就会变充足，就不会总是打哈欠了。

在中医的传统理论中，牙齿的健康与人体的五脏六腑有着密切的联系。对于不同类型的牙疼，中医也提供了相应的穴位按摩建议。如果是由于"实火"导致的牙疼，可以按摩内庭穴，而对于"虚火"引起的牙疼，则建议按摩太溪穴，这个穴位位于内踝尖与跟腱之间的中点凹陷处。

> 疟疾不能食，针着便惺惺

能治疗疟疾不能进食以及频繁呵欠。人得了疟疾，怪病就会畏寒畏热，连饭也吃不下。惺惺指病症减轻或消失，针刺内庭穴效果会很好，因为阳明胃就管这个吞食的能力。

内庭穴的穴位妙用

调节消化系统

消化不良是一种常见的消化系统问题，它可能导致不适感、腹胀和食欲不振等症状。通过刺激内庭穴，可以促进脾胃的运化功能，以此来改善消化不良的症状。脾胃是人体消化系统中的重要器官，它们负责将食物转化为营养物质并吸收到体内。通过按摩或针灸内庭穴，可以刺激脾胃的功能，促进食物的消化吸收过程。

胃痛是一种常见的症状，可能由多种原因引起，如胃炎、溃疡、胃酸过多等。内庭穴的刺激可以通过调节脾胃的功能来缓解胃痛。它可以帮助减少胃酸的分泌，减轻胃部炎症，从而缓解胃痛的不适感。

腹泻是指频繁地排泄稀便，可能由感染、食物不耐受或其他消化系统问题引起。通过刺激内庭穴可以调节脾胃的功能，以此来改善腹泻症状。它可以帮助恢复肠道的正常运动，减少肠道的痉挛，从而减轻腹泻的症状。

加强肠胃功能：多活动脚趾

中医理论认为，人体的经络系统是相互联系的，其中，胃经循行经过脚部的第2趾和第3趾之间。这一区域有一个被称为内庭穴的重要穴位，它与脾胃功能密切相关。因此，如果你发现自己的胃肠功能不够健全，可以尝试通过锻炼脚趾来刺激这些经络。

一种简单而有效的方法是练习脚趾抓地。坐在椅子上，将脚平放在地面上，然后用脚趾尽量抓住地面，感受脚趾的力量和灵活性。这种动作可以促进血液循环，增强脚趾的肌肉力量，从而对胃经产生刺激。

另一种方法是用第2趾和第3趾夹东西。可以选择一些小物品，如小球或笔帽，用脚趾夹住并保持一段时间，然后松开。这种练习可以增加脚趾的灵活度和协调性，进一步刺激胃经。

坚持进行这些脚趾锻炼，你会发现胃肠功能逐渐增强，消化不良、便秘或腹泻等常见的胃肠问题也会得到改善。这是因为通过刺激胃经，可以促进脾胃的消化功能，提高胃肠道的蠕动能力，从而改善消化问题。

需要注意的是，这些方法虽然有一定的效果，但并不能完全替代医学治疗。如果你的胃肠问题严重或持续存在，建议及时就医，接受专业医生的诊断和治疗。同时，饮食调理和生活习惯的改变也是维护胃肠健康的重要措施。

缓解头痛

在中医理论中，气和血是构成人体生命活动的基本物质，它们在人体内相互依存、相互影响，共同维持着人体的正常生理功能。其中，气主要负责推动血液循环，血则负责为身体各部位提供营养。因此，气血流通的顺畅与否直接关系到人体的健康状态。

内庭穴能够直接影响到头部的气血流通。当头部的气血流通不畅时，就可能导致头痛症状的出现。内庭穴的独特之处在于，可以通过刺激它来调节头部的气血流通，从而缓解头痛症状。

具体来说，当我们对内庭穴进行按摩或针灸等刺激时，可以促进头部的气血流通，使头部得到充足的营养供应，同时也有助于消除头部的瘀血和瘀气，从而缓解头痛症状。这就是内庭穴被广泛用于治疗偏头痛和前额部位头痛的原因。

此外，内庭穴还具有其他一些生理功能，如调节神经系统、改善睡眠等，这些功能也在一定程度上有助于缓解头痛症状。

舒缓眼部疲劳

长时间用眼导致的眼部疲劳，常常让人感到眼睛干涩、疼痛和不适。通过刺激内庭穴，我们可以有效地缓解这种不适感。

刺激内庭穴的方法非常简单，可以使用手指轻轻按摩或者使用按摩器具进行刺激。每天坚持几分钟的刺激，就能够感受到明显的缓解效果。还可以结合一些眼部放松的运动，如闭目休息、转动眼球等，以进一步增强眼部肌肉的放松效果。

除刺激内庭穴外，我们还可以通过其他方法来缓解眼部疲劳。例如，保持良好的用眼习惯，每隔一段时间远离电子屏幕，让眼睛得到充分的休息。同时，保持室内光线明亮但不刺眼，避免长时间在昏暗的环境中用眼。

此外，适当的眼部保健操，如远近调节、左右转动眼球等，也可以帮助缓解眼部疲劳。

调理月经

对于女性来说，内庭穴还可以用于调理月经不调、缓解痛经等问题。通过刺激此穴位，可以促进子宫的气血循环，从而达到调理月经的目的。内庭穴除调理月经不调和缓解痛经外，还具有其他功效。

首先，内庭穴可以缓解经前综合征的症状。许多女性在月经来临前会出现情绪波动、乳房胀痛、腹胀等不适症状，这些被称为经前综合征。通过刺激内庭穴，可以平衡体内的激素水平，减轻这些不适症状，提高生活质量。

其次，内庭穴可以改善更年期综合征的症状。随着年龄的增长，女性进入更年期后，体内激素水平会发生变化，出现潮热、情绪波动、失眠等症状。刺激内庭穴可以调节内分泌系统，缓解更年期综合征的不适感。

再次，内庭穴具有促进血液循环的作用。通过刺激该穴位，可以增加子宫和盆腔的血液供应，改善血液循环不畅引起的问题，如经期过多、经期延长等。这对于保持女性生殖系统的健康非常重要。

最后，内庭穴还可以增强免疫力。女性的免疫系统相对较弱，容易受到感染和疾病的侵袭。刺激内庭穴可以增强身体的抵抗力，提高免疫系统的功能，减少患病的风险。

缓解脚部问题

在中医理论中，内庭穴被认为是一个具有清热泻火、通经活络的穴位。因此，它在治疗脚气方面有着显著的效果。脚气，又称为"香港脚"，是一种由真菌感染引起的皮肤病，常表现为脚部瘙痒、脱皮、水泡等症状。通过刺激内庭穴，可以有效地调节体内的气血运行，增强机体的免疫力，从而达到治疗脚气的目的。

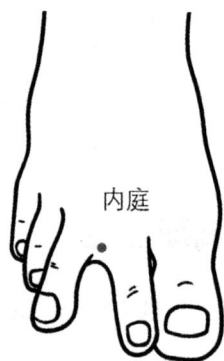

内庭

内庭穴位置

除脚气外，内庭穴还被广泛应用于治疗脚部肿胀的问题。脚部肿胀可能是由于多种原因引起的，如长时间站立、久坐不动、血液循环不畅等。内庭穴的刺激可以促进脚部的血液循环，加速新陈代谢，从而缓解脚部肿胀的症状。

此外，内庭穴还在其他一些脚部问题的治疗中发挥着重要作用。例如，对于脚部疼痛、麻木、僵硬等症状，通过对内庭穴的按摩或针灸治疗，可以有效地缓解这些不适感。内庭穴还与其他经络相连，可以影响到全身的健康状态，因此在中医整体治疗中占有重要地位。

自我取穴按摩法

　　首先，正坐屈膝，把脚抬起，放另一腿上，用对侧手之四指置脚掌底托着，手大拇指在脚背，并置于次趾与中趾之间，脚趾缝尽处的陷凹中即是此穴。从脚趾尖开始，用大拇指的指腹按住内庭穴，进行顺时针方向摩擦，接着沿趾蹼缘由内向外进行环状按摩。也可弯曲大拇指，用指尖下压揉按穴位，早晚各一次，先左后右，各揉按 1~3 分钟。日常适当地按摩内庭穴位，可以起到促进气血运行、疏通经络等功效。此外，还可以辅助改善消化不良、腹胀等症状。

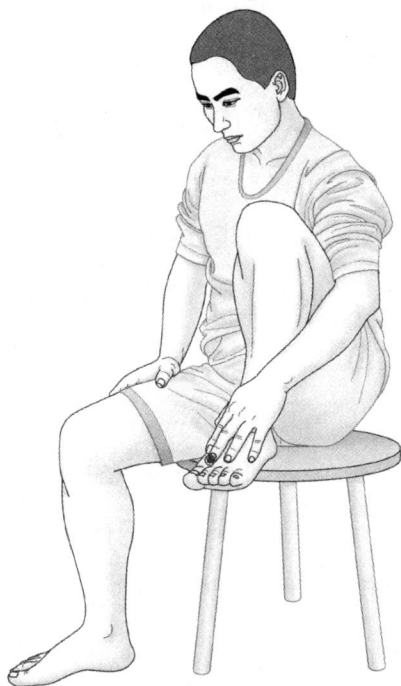

自我取穴按摩时的正确姿势

内庭穴按摩禁忌

术后禁用

由于内庭穴特殊的位置和功能，该穴位在医学上被认为具有一定的敏感性。因此，对于刚刚接受过手术或者身体某个部位受到创伤，并且正处于愈合阶段的患者来说，需要特别注意保护这个穴位。

在手术后或创伤愈合期间，患者的身体处于一个相对脆弱的状态，伤口的愈合和新组织的生长都需要一定的时间和条件。在这个过程中，任何外部的刺激都可能对伤口的恢复产生不利影响。按摩或刺激内庭穴位可能会增加局部的血液循环，这在某些情况下是有益的，但对于正在愈合的伤口来说，过度的血流可能会导致伤口处的炎症反应加剧，从而延缓伤口的愈合过程。

此外，不当的按摩或刺激还可能引起其他并发症。例如，如果按摩力度过大或技术不当，可能会导致伤口撕裂或出血，这不仅会增加患者的疼痛，还可能导致感染的风险上升。在某些极端情况下，不适当的刺激甚至可能导致更严重的医疗问题。

对于手术后或创伤处于愈合期的患者，医生通常会建议避免对内庭穴位进行按摩或刺激。这是为了确保伤口能够在最佳的环境下恢复，减少不必要的风险和并发症。当然，每个患者的具体情况都是不同的，在采取任何措施之前，最好咨询专业医生的意见，以确保得到最适合自己状况的建议和治疗方案。

不可大力度地提插捻转

在进行某些手法操作时，如果力度过大，可能会导致局部软组织受到损伤。这种损伤可能会引起疼痛、肿胀或其他不适感，甚至可能影响到正常的生理功能。因此，为了避免这种情况的发生，需要特别注意控制手法的力度。

特别是在进行提插、捻转等手法时，大力度的操作更容易导致局部软组织的损伤。这是因为这些手法本身就需要一定的力度和技巧，如果再加上过大的力度，就更容易对软组织造成损伤。因此，在进行这些手法时，一定要避免使用过大的力度。同时，也要根据具体情况，适当调整手法的力度和频率，以确保既能达到预期的效果，又不会对局部软组织造成损伤。

此外，还需要注意手法的正确性。即使是小力度的手法，如果操作不当，也可能导致局部软组织的损伤。因此，需要在专业人士的指导下，学习和掌握正确的手法，以确保既能达到预期的效果，又不会对局部软组织造成损伤。

妊娠期禁用

在妊娠期间，刺激内庭穴位可能会引发一系列不利于胎儿健康的生理反应。具体来说，这种刺激有可能导致子宫发生不必要的收缩，这种收缩对于正在发育中的胎儿来说可能是不利的。

子宫是胎儿生长发育的重要场所，其稳定性对于胎儿的健康至关重要。当子宫受到不必要的刺激而发生收缩时，可能会对胎儿造成压迫，影响其正常的血液循环和氧气供应。这可能会导致胎儿缺氧、营养不良等问题，对其生长发育产生负面影响。

频繁的子宫收缩还可能增加早产的风险。早产儿由于各个器官尚未完全发育成熟，往往面临更多的健康问题和生存挑战。因此，避免刺激内庭穴位以减少子宫收缩的发生，对于预防早产具有重要意义。

刺激内庭穴位还可能引起孕妇的不适感，如腹痛、腰痛等。这些不适感可能会进一步加重孕妇的身体负担，影响其整体健康状况。

皮肤感染或损伤禁用

如果内庭穴周围存在感染、创伤等情况，按摩内庭穴可能会加重症状或导致感染加重。这是因为按摩会促进血液循环和淋巴流动，从而增加炎症和感染的风险。

当内庭穴周围出现感染时，按摩可能会导致细菌或病毒进一步扩散到周围组织，加重感染的程度。此外，按摩还可能刺激已经受损的组织，导致疼痛加剧或伤口愈合延迟。

对于创伤情况，按摩可能会对伤口造成额外的压力和摩擦，延缓伤口的愈合过程。此外，按摩还可能引起创面出血或形成血肿，增加感染的风险。

因此，在内庭穴周围存在感染、创伤等情况时，应避免按摩内庭穴，以免加重症状或导致感染加重。相反，应该采取适当的治疗措施，如使用抗生素药物、局部清洁和保护伤口等，以促进伤口的愈合和预防感染的发生。同时，保持内庭穴周围的卫生和干燥也是预防感染的重要措施。

癌症治疗期间禁用

在癌症治疗期间，按摩内庭穴可能会干扰治疗效果或产生不良反应。这是因为按摩可能会刺激癌细胞的生长和扩散，从而影响治疗的效果。此外，按摩还可能导致身体的不适反应，如疼痛、疲劳、恶心等。

癌症治疗通常包括手术、放疗、化疗等多种方法，这些治疗方法旨在杀死癌细胞或抑制其生长。然而，按摩可能会对这些治疗方法产生负面影响。按摩会刺激血液循环，这可能会导致癌细胞更容易扩散到其他部位，从而加速疾病的进展。按摩还可能引起身体的应激反应，导致免疫系统的削弱，使身体更难以抵抗癌细胞的攻击。

此外，按摩还可能引起一些不适反应。按摩过程中可能会对肿瘤区域施加压力，导致疼痛感加剧。化疗和放疗等治疗方法本身就可能引起身体的不适，如疲劳、恶心、呕吐等，而按摩可能会加重这些症状。因此，在癌症治疗期间，患者应避免接受按摩或其他可能对身体造成额外负担的治疗方法。

日常保健穴位分享

在中医理论中，大肠被视为六腑之一，其主要功能是传导和排泄。六腑的正常工作状态是以通畅为特点，一旦出现阻塞或不畅，就会导致各种疾病的发生。因此，当出现便秘问题时，我们可以推断其病根很可能来自大肠。

便秘的病因可能有多种，其中最常见的包括气滞热结和津虚肠燥。气滞热结是指由于气机不畅，导致热气在体内积聚，进而影响大肠的正常传导功能。而津虚肠燥则是指由于体内津液不足，使肠道干燥，大便难以顺畅排出。针对这两种病因，推荐以下3个穴位来进行中医治疗便秘的按摩。

长强穴

位置与操作：属督脉的第一穴位，在人体的尾骨端下，位于尾骨端与肛门连线的中点处。首先，正坐，上身前俯，左手伸到臀后；其次，用中指用力揉按穴位，便秘、腹泻或痔疮患者会感到酸胀，同时会感觉酸胀感向体内和四周扩散；最后，每天分别用左右手各揉按1～3分钟，先左后右。

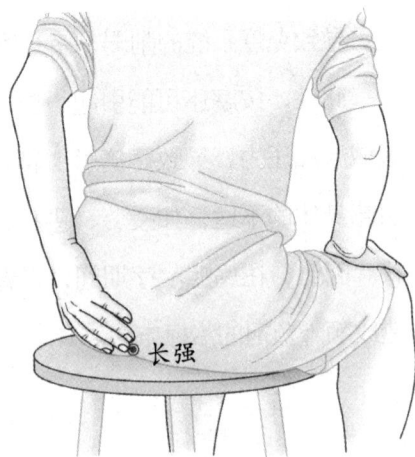
长强穴位置

功能：按摩这个穴位，能够促进直肠的收缩，使大便畅通，还能治疗便秘，并且能迅速止腹泻。

阴陵泉穴

位置与操作：属足脾经经脉的穴位，在人体的小腿内侧，膝下胫骨内侧凹陷处，与阳陵泉穴相对。首先，正坐，将左脚翘起，放在右腿上；其次，右手轻轻握住左膝下；再次，右手大拇指弯曲，用拇指指尖从下往上用力揉按，会有刺痛和微酸的感觉；最后，同此取对侧穴，每天早、晚各揉按一次，每次揉按1～3分钟。

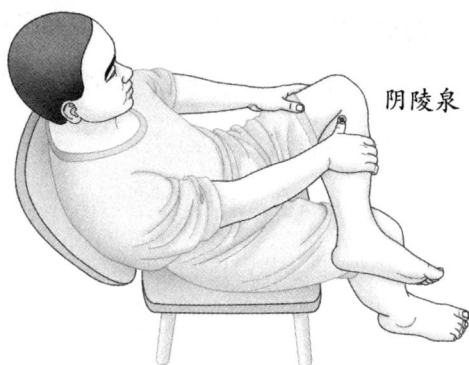

阴陵泉

阴陵泉穴位置

功能：按摩这个穴位，能够使腹胀、腹绞痛、肠炎、痢疾、膝痛等得到缓解。

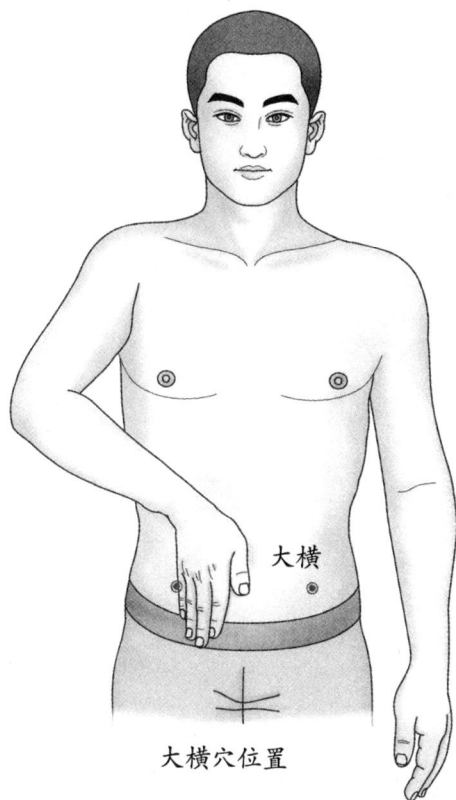

大横

大横穴位置

大横穴

位置与操作：属足太阴脾经经脉的穴位，在人体的腹中部，距脐中4寸。首先，正坐或仰卧；其次，右手五指并拢，手指朝下，将拇指放于肚脐处，则小指边缘与肚脐所对的位置即是该穴，揉按穴位有胀痛的感觉；再次，用两手中指的指尖垂直下压穴位，此时配合吸气、缩腹效果更好；最后，每天早、晚各按揉一次，每次揉按1～3分钟。

31

功能： 按摩这个穴位，能够治疗多种大肠疾病，尤其对习惯性便秘、腹胀、腹泻、小腹寒痛、肠寄生虫等疾患，具有很好的治疗、调理和改善作用。

曲池穴

> 曲池拱手取，屈肘骨边求。善治肘中痛，偏风手不收；挽弓开不得，筋缓莫梳头；喉闭促欲死，发热更无休，遍身风癣癞，针着即时瘥。
>
> ——《马丹阳天星十二穴治杂病歌》

中医解穴：曲池穴

命名：曲，隐秘、不易察觉的意思；池，指水的汇合之所。"曲池"指此处穴位的气血物质为地部之上的湿浊之气。此穴物质为手三里穴的降地之雨气化而来，位于地之上部，性湿浊滞重，犹如雾露，为隐秘之水。它也被称为"鬼臣穴""洪池穴""阳泽穴"。

部位：属手大肠经脉的穴位。屈肘成直角，在肘

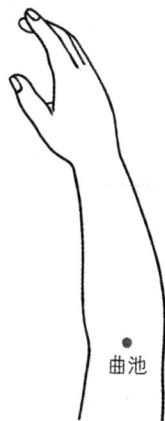

曲池

曲池穴位置

弯横纹尽头筋骨间凹陷处。

功用：

1. 此穴对大肠功能障碍、肠炎、肚腹绞痛等，有很好的保健调理效果。

2. 可以清热解毒，缓解皮肤过敏、奇痒难忍，或被蚊虫叮咬之后的红肿状况，并能够凉血润燥。

3. 坚持按压此穴，对结膜炎、眼睑炎、荨麻疹、湿疹、齿槽出血、甲状腺肿等疾病，有很好的调理保健效果。

4. 现代中医临床常用来治疗肩肘关节疼痛、上肢瘫痪、流行性感冒、扁桃体炎、急性胃肠炎等。

5. 配血海穴、足三里穴，治疗瘾症；配手三里穴治疗上肢不遂症；配太冲穴、大椎穴治疗高血压。

6. 配合谷穴、外关穴等治疗感冒发热、咽喉炎、扁桃体炎；配合谷穴、血海穴等治疗荨麻疹；配肩髃穴、外关穴等治疗上肢痿痹。

五官科系统疾病：咽喉炎，牙痛，麦粒肿，甲状腺肿大。

其他：乳腺炎，高血压，皮肤病，过敏性疾病。

曲池穴

呼吸系统疾病：流行性感冒，肺炎，扁桃体炎，胸膜炎等。

运动系统疾病：急性脑血管病后遗症，肩周炎，肘关节炎等。

曲池穴功用

马丹阳曲池穴解说

> 曲池拱手取，屈肘骨边求

这里讲的是曲池穴的取穴方法及位置，曲池应屈肘拱手取穴，位于尺泽和肱骨外上髁之间。"拱手"就像作揖，像一个拱桥一样。当人拱手的时候，肘横纹尽端处就是曲池穴。弯曲肘部，骨边就是曲池穴。

> 善治肘中痛，偏风手不收

本穴善治肘关节疼痛、因受风邪引起的手臂无力。肘部曲伸不利，肘关节发炎等病症，这个时候就要考虑曲池穴。肘是尖的，凡尖峰之处就可以克制瘤结，所以练好这个肘部，人身体就不会长结块。人只要肘有力了，曲池能发力，乳腺炎，肘关节炎肩周炎、肝囊肿子宫肌瘤，这些都会渐渐地消融掉。中风偏瘫手的，也可作用于肘关节，在曲池穴位处多做热敷热贴。

经曲池是一个要穴，它是合穴，合穴有什么特点？一般力量比较大，它可以使手能提、肩能挑。

挽弓开不得，筋缓莫梳头

不能开弓射箭，不能举臂梳头。平时可以专门练曲池穴的力量，把穴位附近的肌肉丰隆起来，它就不容易受伤了。所以，这个挽弓开不得，手不能提，肩不能挑的，取曲池穴。筋缓莫梳头，这一句话就解决了肩周炎。常去敲打曲池穴，俯卧撑练半卧式，练完以后肩井就开了。

喉闭促欲死，发热更无休

还能治疗各种热证、咽喉肿痛。当咽喉闭塞，吞咽不利目标，扁桃体发炎，喝水喉咙痛的时候，就选曲池穴进行调理。无休无止地发热，只需要曲池穴配商阳穴，这个热就很快会退下来。

遍身风癣癞，针着即时瘳

治疗各种皮肤病如风癣和癞疥病。在古代文献中，曲池穴也被誉为治疗皮肤病的"第一穴"。例如，《太平圣惠方》记载了曲池穴的疗效："曲池：秦丞祖明堂云，主大小人偏身风疹，皮肤疥疮。"曲池穴具有疏通走泄的作用，能够宣导气血，通达肌表。针刺曲池穴可以清除血热、利湿毒、活血散风，对于治疗皮肤病有着显著的效果。

曲池穴的穴位妙用

调节气血

在中医理论中,曲池穴被认为是一个重要的穴位,与人体的气血运行和经络系统密切相关。通过刺激曲池穴,可以调节气血的流动,促进身体的平衡和健康。因此,曲池穴在中医疗法中被广泛应用于治疗一些与肘部相关的疾病和症状,如肘关节炎、肘部疼痛、肘部僵硬等。

通过刺激曲池穴,可以促进血液循环,从而改善气血不畅引起的各种症状。气血不畅可能导致身体出现一系列问题,如疲劳、乏力、头晕、头痛等。通过刺激曲池穴,可以有效地调节气血的流动,使身体的气血分布更加均衡。

曲池穴还被认为有助于平衡体内的能量分布。在中医理论中,人体的能量分布与气血的流动密切相关。当气血畅通时,能量能够顺畅地流动到身体各个部位,维持身体的正常功能;而当气血不畅时,能量分布可能会受到干扰,导致身体出现不适或疾病。

因此,通过刺激曲池穴,不仅可以促进血液循环,还可以帮助平衡体内的能量分布。这种平衡对于维护身体健康和提高生活质量非常重要。无论是在日常生活中还是在接受中医治疗时,刺激曲池穴都是一种简单而有效的方法,可以帮助人们调整身体的气血流动和能量分布。

需要注意的是，虽然曲池穴的刺激对于调节气血流动和平衡能量分布有一定的作用，但并不能替代医生的诊断和治疗。如果有特定的健康问题或症状，建议咨询专业医生以获取更准确的建议和治疗方案。

缓解疼痛

曲池穴的主要功效在于缓解各种疼痛症状，包括但不限于头痛、牙痛、颈肩痛等。这些疼痛症状在日常生活中是很常见的问题，给人们的生活带来了很大的不便和困扰。

为了有效地利用曲池穴的这一功效，人们可以通过按摩或针灸的方式来刺激该穴位。按摩是一种简单易行的方法，只需要用手指在穴位上进行适当的按压和揉捏，就可以达到刺激穴位的效果。针灸则是一种更为专业的治疗方法，需要由专业的医生进行操作。无论是按摩还是针灸，都可以有效地刺激曲池穴，从而减轻疼痛感。

当曲池穴被有效刺激后，可以产生一定的舒缓效果，这种舒缓效果可以帮助人们缓解疼痛，使身体感到更为舒适，从而提高人们的工作效率和生活质量。因此，曲池穴在中医治疗中被广泛应用，并广受患者欢迎。

改善消化问题

曲池穴还被认为与消化系统的功能有着密切的关联。消化系统是人体的重要部分，负责食物的摄入、消化和吸收，以及废物的排出。曲池穴则被认为可以对这一系统产生积极的影响。

当人们感到消化不良、胃胀或其他相关问题时，通过刺激曲池穴，可以促进胃肠蠕动，这是胃肠道进行食物消化和推动废物排出的关键机制。胃肠蠕动的增强，不仅可以改善消化不良的症状，还可以帮助缓解胃胀等问题，从而提升整个消化系统的健康水平。

此外，曲池穴的刺激还可能带来其他的好处，如调节身体的气血平衡、增强免疫力等。这些功用都进一步证明了曲池穴在维护身体健康方面的重要作用。

缓解压力和焦虑

在现代生活中，压力和焦虑常常成为人们健康的首要问题。曲池穴被认为具有镇静安神的作用，通过刺激该穴位，可以缓解紧张情绪，减轻焦虑和压力，提升心理健康。

刺激曲池穴还可以帮助改善睡眠质量，提高注意力和记忆力，促进身体的放松和恢复。此外，曲池穴对一些消化系统问题，如胃痛、消化不良等，也有一定的帮助作用。

感冒、发热

肺与大肠在中医理论中有着密切的表里关系，阳明经多气多血，肺主一身皮毛。曲池穴作为手阳明大肠经的重要穴位，具有解表散热、疏卫通阳的功效。临床上常用于治疗风热表证或温病初起者，与其他穴位如大椎穴、风池穴、外关穴、液门穴、合谷穴相配，以疏风散邪、调和营卫、清热解表。曲池穴在临床运用中疗效可靠，是清热解表的重要穴位。除解表泻热外，它还有解毒清热的作用。每当遇到这类疾病时，使用针刺疗法都能取得良好的效果。

古代医案中提道一个病例：戊午年春，鸿胪吕小山患有结核在臂部，大小如柿子，不红也不痛。医生认为是肿毒，但此医案作者认为这其实是痰核结于皮里膜外的疾病，非药物可以治愈。于是给患者针刺手部的曲池穴，并进行了六阴之数的行针操作，再加上二七壮的灸法，以通其经气。没过多久，患者的病情就得到了平妥地缓解。这个病例说明了痰湿气郁凝结而成的疾病，如果久而化热，针刺曲池穴可以清热活血、疏经通络，从而迅速治愈。

皮肤病

手阳明大肠经与手太阴肺经在中医理论中被认为是表里相合的经络，它们之间有着紧密的联系。肺主皮毛，意味着肺经主管着人体的皮肤和毛发；阳明主一身之肌肉，表明大肠经主要负责人体的肌肉组织。

皮肤病的发生往往与血热内蕴有关，即体内的血液过于燥热，无法正常流通。同时，外感风温之邪也是导致皮肤病的重要原因之一。这些邪气会蕴积在肌肤腠理中，导致皮肤出现各种问题。

在现代临床实践中，曲池穴仍然是治疗皮肤病的首选穴位之一。医生们通常会根据患者的具体情况，将曲池穴与其他相关穴位如血海穴、三阴交穴、风市穴等进行配用，以达到更好的治疗效果。这种综合治疗方法适用于多种皮肤疾病，如荨麻疹、湿疹、疥疮、水痘、青春痘、带状疱疹、银屑病和皮肤脓肿等。

头面五官疾病

《杂病穴法歌》中有这样的记载："头面耳目口鼻病，曲池合谷为之主。"这句话的意思是，当我们的头部、面部、眼睛、耳朵、嘴巴和鼻子出现疾病时，可以通过刺激曲池和合谷这两个穴位来进行治疗。

这种治疗方法可以用于治疗多种疾病，包括但不限于咽喉肿痛、牙痛、眼睛红肿疼痛、睑腺炎（即眼睑上的小肿块）、腮腺肿胀、痤疮（即俗称的青春痘）、黄褐斑（一种皮肤色素沉着病症）、面瘫（面部神经麻痹），以及鼻衄（鼻子出血）等头部和面部的疾病。

这些疾病的治疗功效已经得到了广泛的临床验证和应用，证明了这是一种有效且可行的治疗方案。

筋骨病

古今医家都善于利用曲池穴来治疗筋骨病，这种治疗方法不仅有效，而且可以影响到全身各个关节。在古代的医学文献中，如《治病十一证歌》和《肘后歌》等，都有关于曲池穴治疗筋骨病的记载。这些记载表明，曲池穴在治疗筋骨病方面具有显著的效果，并且在临床上得到了广泛的应用。

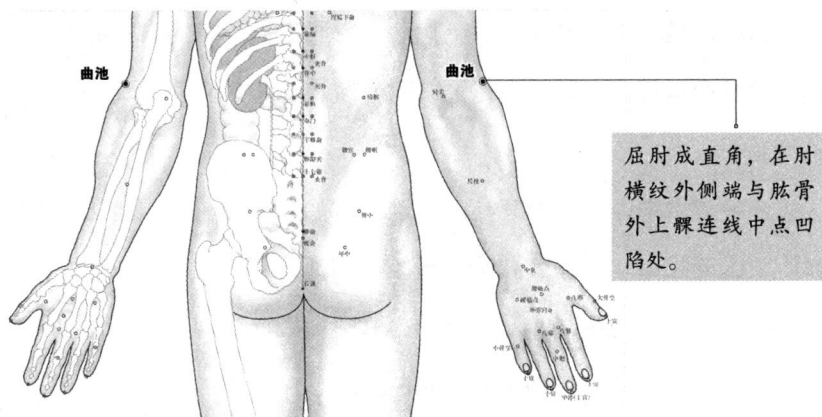

屈肘成直角，在肘横纹外侧端与肱骨外上髁连线中点凹陷处。

曲池穴具体位置示意图

例如，《治病十一证歌》中提道："肘膝疼时刺曲池，进针一寸是便宜，左病针右右针左，依此三分泻气奇。"这句话说明了在治疗肘部和膝盖疼痛时，可以通过刺激曲池穴位来缓解症状。同时，还提到了左右交叉针刺的方法，以及通过泻气来达到治疗效果的技巧。

《肘后歌》中也提道曲池穴在治疗腰背患挛急风中的应用："腰背若患挛急风，曲池一寸五分攻。"这句话表明，在治疗腰背部的挛急风症状时，可以通过刺激曲池穴位来缓解症状。

此外，《标幽赋》《百症赋》等文献中也有关于曲池穴治疗筋骨病的记载。这些记载进一步证实了曲池穴在治疗筋骨病方面的实用性和有效性。

至今，这些经验仍然对我们的临床实践具有重要的指导意义。在临床上，曲池穴常用于治疗上肢不遂、手臂肿痛、膝痛、腰痛、中风偏瘫后遗症等疾病。作为这些疾病的主穴，曲池穴的应用诊疗能够屡屡获得良好的疗效。

高血压

曲池穴具有走而不守、通上达下、宣导气血的功用。它能够有效地调节气血运行，促进气血畅通，对于改善头晕、头胀、头痛等症状具有显著效果。

在中医学中，虽然没有高血压这一病名，但高血压的症状可以归属于中医的眩晕、头痛、肝阳、肝风等病证范畴。根据中医理论，这些病证与气血运行不畅、肝气郁结等有关。因此，通过调理气血、疏肝解郁的方法，可以达到降低血压的目的。

曲池穴位于手阳明经上，是手阳明之合穴。根据中医理论，合穴具有主逆气而泄的作用，能够清头目，缓解头晕、头胀、头痛等症状。因此，在临床治疗高血压时，该穴常被选为主穴之一。

西医学研究也发现，针刺该穴可以调节颈动脉窦和主动脉弓的压力感受器。这些压力感受器是人体调节血压的重要机制之一。通过针刺刺激，可以使传入冲动降低，进而使交感神经活动下降，而迷走神经张力上升，从而降低血压。

在操作时，常采用提插捻转泻法，结合百会穴、内关穴、太冲穴等相关穴位进行刺激。这种综合刺激的方式可以更好地发挥该穴的功效，提高治疗效果。

调理肠胃功能

曲池穴位作为大肠经的主要穴位之一，具有调节胃肠气机的功能。在中医理论中，"合主逆气而泄"意味着当人体出现逆气或泄泻时，可以通过刺激合穴来达到治疗的效果。此外，"经满而血者病在胃，及饮食不节得病者取之于合"表明，当胃部出现问题或者因为饮食不当而引发疾病时，也可以通过刺激合穴来进行治疗。

因此，曲池穴在处理与胃肠道相关的疾病方面具有显著效果。例如，腹痛、腹泻、肠鸣、痢疾、阑尾炎等疾病都可以通过刺激穴来得到缓解。特别是对于急性病，其治疗效果尤为显著。

在实际的临床应用中，为了增强治疗效果，医生常常会将该穴与其他一些穴位，如天枢穴、足三里穴、上巨虚穴、中脘穴等配合使用。这种多穴位的联合应用，可以更好地调整人体的气血运行，从而达到更好的治疗效果。

自我取穴按摩法

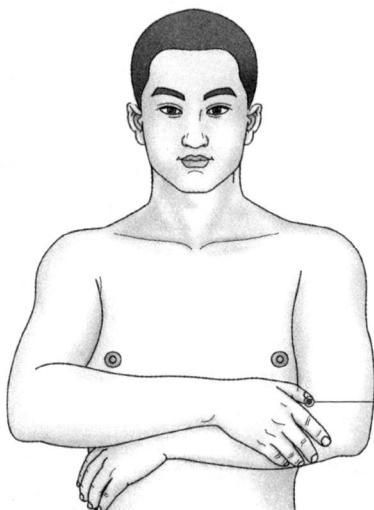

正坐，轻抬左臂，屈肘，将肘内弯，肘横纹外侧端处即是该穴。

自我取穴时的正确姿势

曲池穴的位置可以通过以下步骤来确定：首先，将手臂弯曲成 90 度直角，使手掌朝上。然后，用另一只手的示指和中指轻轻触摸肘部的外侧，寻找到肘尖的凹陷处。在这个凹陷处可以感觉到有一个明显的凹陷点，这就是曲池穴的位置。首先，正坐，轻抬左臂与肩同高，肘内屈，约成直角；其次，右手轻握左肘下，拇指弯曲，用指腹垂直掐按，有酸痛感；最后，先按压左臂曲池，再按压右臂曲池，每次各按压 1 ~ 3 分钟，早、晚各一次。

按摩曲池穴禁忌

孕妇

在中医理论中，曲池穴被认为是调节气血、平衡阴阳的重要穴位之一。然而，在妊娠期，尤其是妊娠早期，由于胎儿的器官和系统尚未完全发育，任何外界的刺激都可能对胎儿造成不良影响。

刺激曲池穴可能会引起子宫收缩，这在妊娠早期尤为危险。因为此时胎儿正处于重要的器官形成阶段，子宫收缩可能导致供血不足，影响胎儿的正常发育。过度的子宫收缩还可能引发早产或其他并发症，对母婴健康造成风险。

因此，为了保护胎儿的健康和安全，孕妇应该避免使用曲池穴针灸。如果孕妇有其他身体不适或需要针灸治疗的情况，应该咨询专业的中医师或产科医生的建议。他们可以根据孕妇的自身具体情况评估风险，并提供适当的治疗方案，以确保母婴的安全和健康。

出血倾向的人

存在严重的凝血功能障碍或出血倾向，如血友病、低血小板等疾病时，需要特别注意避免在曲池穴进行针刺。这是因为曲池穴位于人体上肢的内侧，靠近肘关节处，是一个重要的穴位。然而，对于这些患者来说，针刺可能会引起过度出血的风险。

当患者的凝血功能受损或出血倾向增加时，他们的血液凝固能力会受到影响，无法有效地止血。在这种情况下，针刺曲池穴可能会导致出血量增加，甚至可能引发严重的出血事件，如内出血或淤血。因此，为了保护患者的健康和安全，应该避免在曲池穴进行针刺。

对于患有血友病或低血小板的患者，建议他们在进行任何针灸治疗之前，先咨询专业医生的意见。医生可以根据患者的具体情况评估风险，并提供相应的建议和指导。如果患者需要进行针灸治疗，医生可能会选择其他安全的穴位，或者采用其他治疗方法来避免过度出血的风险。

日常保健穴位分享

快节奏的生活，紧张的工作，各种竞争带来的压力，以及由于生活水平的提高，大量食用高脂肪、高蛋白食物，致使成年女性患上乳腺增生、乳房纤维囊肿、乳癌的比率不断升高。乳房一旦发生病变，会影响到女性患者的身心健康，严重者甚至必须做手术切除。须知，要想保障乳房的健康和美丽，平时的自我保健非常重要。

以下介绍两个对乳房有益处的穴位，每天花几分钟按摩，可对乳房能起到一个良好的保健作用：

乳根穴

位置与操作：首先，仰卧或正坐，轻举两手，覆掌于乳房，大拇指在乳房上，其余四指在乳房下；其次，示指贴于乳房边缘，乳头下

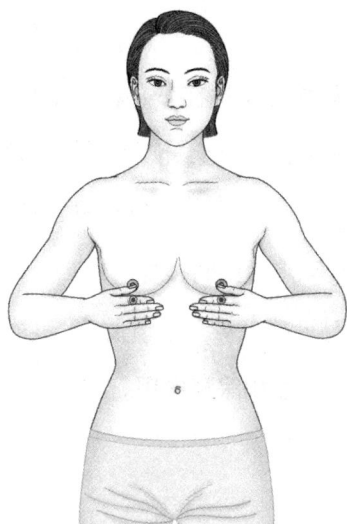

仰卧或正坐，轻举两手，覆掌于乳房，大拇指在乳房上，其余四指在乳房下，示指贴于乳房边缘，示指指腹所在的位置即是该穴。

乳根穴位置

示指指腹所在位置，有痛感处即为此穴；最后，每天早、晚各按揉一次，每次 3 ~ 5 分钟。

功能：每天早、晚各花 3 ~ 5 分钟按摩乳根穴，能使胸部的各种血凝气瘀得到缓解，对乳房能起到良好的自我保健作用，同时也具有增大乳房的效果。关于乳根穴的其他功能，中医古籍中有"胸乳下满痛，膺肿，乳根主之"，能治疗"小儿龟胸"的记载。

肩井穴

位置与操作： 首先，正坐，双臂交叉抱在一起，双手掌心向下，放在肩上；其次，把中间三指放在肩颈交会处，用中指的指腹向下按揉，有酸麻、胀痛的感觉；最后，左右两穴，每天早、晚各按揉一次，每次按揉 1~3 分钟，也可以两侧穴位同时按揉。

功能： 坚持按摩这个穴位，对乳痛、难产、乳腺炎、功能性子宫出血等症状，都具有缓解、调理、治疗和保健作用。

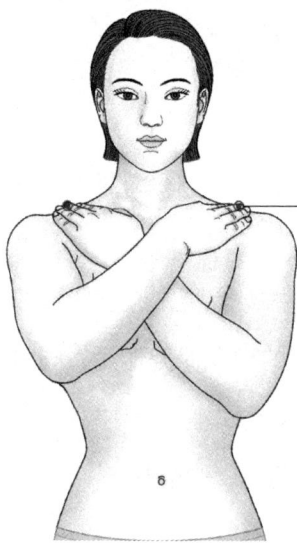

正坐，交抱双臂，双手掌心向下，放在肩上，以中间三指放在肩颈交会处，中指指腹所在的位置即是该穴。

肩井穴位置

❀ 合谷穴 ❀

合谷在虎口，两指歧骨间。头疼并面肿，疟疾热还寒，齿龋鼻衄血，口噤不开言。针入五分深，令人即便安。

——《马丹阳天星十二穴治杂病歌》

中医解穴：合谷穴

命名：这个穴位名出自《黄帝内经·灵枢·本输》，也称"虎口"，属于手阳明大肠经原穴。它是古代全身遍诊法"三部九候"部位之一，即中地部，

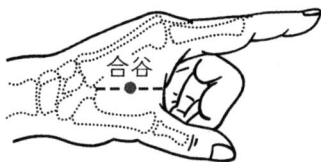
合谷穴位置

以候胸中之气。因为它位于大拇指与示指之间的凹陷处，犹如两山之间的低谷部分，拇指与示指的指尖相合时，在两指骨间有一处低陷如山谷的部位，所以称"合谷"；俗名"虎口"，是指手张开之后它的形状就像大张的虎口一样。

49

部位：属于手大肠经脉上的穴位，当拇指和示指伸张时，位于第1和第2掌骨的中点，稍微偏向示指处。

功用：

1. 合谷穴为全身反应的最大刺激点，可以降低血压、镇静神经、调整脏腑机能、开关节而利痹疏风、行气血而通经清瘀。

2. 能治头面部的各种症状，不但对牙齿、眼、喉的疾患有良好的功效，还能止喘、疗疮等。

3. 坚持按压此穴，对反射性头痛、耳鸣、耳聋、鼻炎、蓄脓症、扁桃腺炎、视力模糊、呼吸困难、肩胛神经痛、痰阻塞、窒息、虚脱、失眠、神经衰弱等症都有很好的调理保健效能。

4. 能治疗妇科妊娠疾病，如痛经、闭经、难产等。

运动系统疾病：腰扭伤，落枕，腕关节痛。

妇产科系统疾病：痛经，闭经，催产。

其他：呃逆。

合谷穴

呼吸系统疾病：感冒，头痛，咽炎，扁桃体炎。

五官科系统疾病：鼻炎，牙痛，耳聋，耳鸣。

精神神经系统疾病：三叉神经痛，面肌痉挛，面神经麻痹，癔病，癫痫，精神病，中风偏瘫，小儿惊厥。

合谷穴功用

马丹阳合谷穴位解说

> 合谷在虎口，两指歧骨间

这句话说的是合谷穴的位置在虎口，"两指"说的是大拇指和示指。"歧骨"是骨骼部位名，指两骨末端互相交合的部分，状如分枝。合谷穴就在大拇指跟示指间肌肉最丰隆之处。

> 头疼并面肿，疟疾热还寒

合谷穴主治头痛，面部肿痛以及疟病寒热往来。有一句口诀叫"面口合谷收"，说的是合谷穴是面部疮痛美容的要穴，艾灸合谷、足三里，胃肠消脂能力会加强，胃肠通畅，面部就会光洁。所以，按摩合谷穴对面部油腻、印堂晦暗、痤疮面部的皱纹斑点有改善作用。

> 齿龋鼻衄血，口噤不开言

合谷穴还对龋齿牙痛，鼻衄、牙关紧闭不能说话等症状有保健作用。牙齿痛，鼻子出血就找合谷穴。"口噤"是牙关紧闭、口不能开的病证，也被称为牙关紧急或风口噤。这个情况也是可以按摩合谷穴来调理和改善的。

针入五分深，令人即便安

合谷穴一般针入 5 分深就可以。

穴位妙用

缓解疼痛

合谷穴作为中医经络学中的一个重要穴位，一直以来都被广泛应用于疼痛管理。该穴位于手背，是大肠经的原穴。在中医理论中，合谷穴被认为具有很好的镇痛效果，尤其是对于一些常见的疼痛症状，如头痛、牙痛、颈肩痛等，都有显著的缓解作用。

头痛可能是由于多种原因引起的，如紧张、压力、疲劳、用眼睛过度等。合谷穴与头部的经络相连，通过按摩或针灸刺激合谷穴，可以调节头部的气血流通，从而达到缓解头痛的效果。

对于牙痛，合谷穴同样有很好的效果。牙痛可能是由于牙齿疾病、牙龈炎或者其他口腔问题引起的。合谷穴与口腔的经络相连，通过刺激合谷穴，可以调节口腔的气血流通，从而达到缓解牙痛的效果。

颈肩痛也是现代人常见的疼痛问题，尤其是对于长时间使用电脑、手机的人群。颈肩痛可能是由于肌肉紧张、颈椎问题等引起的。

合谷穴与颈肩部的经络相连，通过按摩或针灸刺激合谷穴，可以调节颈肩部的气血流通，从而达到缓解颈肩痛的效果。

调节气血

通过刺激合谷穴，可以促进气血的流通，改善身体的气血循环，从而有助于调节身体的阴阳平衡。

在中医理论中，气血是维持生命活动的重要物质，而肺经和大肠经是人体经络系统中的两条重要经络。肺经主要负责呼吸系统的运行，而大肠经则与消化系统的运作相关。通过刺激合谷穴，可以促进这两条经络的气血流通，从而改善身体的气血循环。

当气血循环顺畅时，身体各个器官和组织能够得到充足的营养和氧气供应，同时废物和代谢产物也能够得到及时地排除。这样，身体的新陈代谢就能够正常进行，维持身体的健康状态。

此外，通过刺激合谷穴还可以调节身体的阴阳平衡。在中医理论中，阴阳平衡是维持身体健康的重要因素。"阴"代表体内的阴性物质，如血液、津液等；"阳"代表体内的阳性物质，如阳气、元气等。阴阳平衡的失调可能导致各种疾病的发生。通过刺激合谷穴，可以调节肺经和大肠经的气血运行，从而影响身体的阴阳平衡。

增强免疫力

当我们对合谷穴进行适当的刺激时，这种刺激可以通过神经和经络的传导作用，影响到身体内部的多个系统和器官。具体来说，刺激合谷穴能够促进机体激活更多的免疫细胞和抗体，这些免疫物质对于抵御外界病原体的侵袭具有至关重要的作用。因此，通过刺激合谷穴，我们可以有效地增强机体的免疫力，提高身体的抵抗力。

当机体的免疫力得到提升后，不仅可以减少疾病的发生，还可以降低已经治愈的疾病复发的风险。这是因为一个强健的免疫系统能够更好地识别和清除体内的异常细胞或病原体，从而维护身体的健康状态。

缓解压力

在当今社会，人们面临着各种各样的压力和挑战，如工作压力、学业压力、家庭压力等。这些压力源源不断地影响着人们的身心健康，导致许多人感到疲惫不堪。通过刺激合谷穴，可以在一定程度上缓解这种紧张情绪和压力感。

合谷穴与大脑神经相连，通过刺激合谷穴可以调节神经系统的功能，从而缓解紧张情绪和焦虑感。当感到紧张或焦虑时，可以通过按摩或按压合谷穴来刺激该穴位，以达到舒缓身心的效果。

除缓解紧张情绪和减轻压力外，刺激合谷穴还有其他一些益处。它可以促进血液循环，改善手部的血液供应，从而缓解手部的疲劳和酸痛感。

促进消化

当刺激合谷穴时，它能够促进肠道的蠕动。肠道蠕动是消化过程中的一个关键环节，它帮助食物在肠道内移动，以便更好地吸收营养物质。通过刺激合谷穴，可以增加肠道的蠕动频率和力度，从而促进食物的消化和吸收。

刺激合谷穴可以增加消化液的分泌。消化液是由胃、胰腺和小肠等器官分泌的液体，其中包含各种酶和酸，用于分解食物中的蛋白质、糖类和脂肪。通过增加消化液的分泌，可以更有效地分解食物，提高消化效率。

除促进肠道蠕动和增加消化液分泌外，刺激合谷穴还可以改善消化功能。消化功能是指人体对食物进行消化和吸收的能力。通过刺激合谷穴，可以调整和优化消化系统的运作，增强消化功能，使人体能够更好地吸收食物中的营养物质。

刺激合谷穴还可以缓解胃肠不适。胃肠不适是指胃肠道出现的各种不适症状，如胃痛、腹胀、恶心等。通过刺激合谷穴，可以调节胃肠道的功能，缓解不适症状，使人感到舒适和放松。

通经活络

当刺激到合谷穴时，它可以帮助经络保持通畅，具有通经活络的功效。

在中医理论中，经络是人体内部的一种通道系统，通过这些通道，气血和营养物质可以流动到身体的各个部位。然而，由于各种原因，如情绪不稳定、饮食不当、生活习惯不良等，经络可能会受到阻碍，导致气血不畅，进而引发一系列健康问题。

合谷穴位于手背部，当刺激到这个穴位时，可以通过调节手阳明大肠经的气血流动，促进经络的通畅。这种刺激可以通过按摩、针灸或其他手法来实现。当经络通畅时，气血可以顺畅地流动到身体各个部位，提供所需的营养和能量，维持身体的正常功能。

需要注意的是，虽然刺激合谷穴可以带来一定的益处，但并不适用于所有人。对于一些特定的疾病或症状人群，如孕妇、出血性疾病患者等，刺激合谷穴可能会有风险。因此，在进行任何刺激合谷穴的活动之前，最好咨询专业的中医师或医生的建议，以确保治疗的安全性和有效性。

活血化瘀

刺激合谷穴，不仅可以活血化瘀，还对闭经、痛经等妇科疾病有一定的治疗效果。

闭经是指女性在正常生理周期内出现月经停止的情况，可能由多种原因引起，如内分泌失调、营养不良、压力过大等。刺激合谷穴可以通过调节体内的气血运行，促进内分泌系统的平衡，从而有助于恢

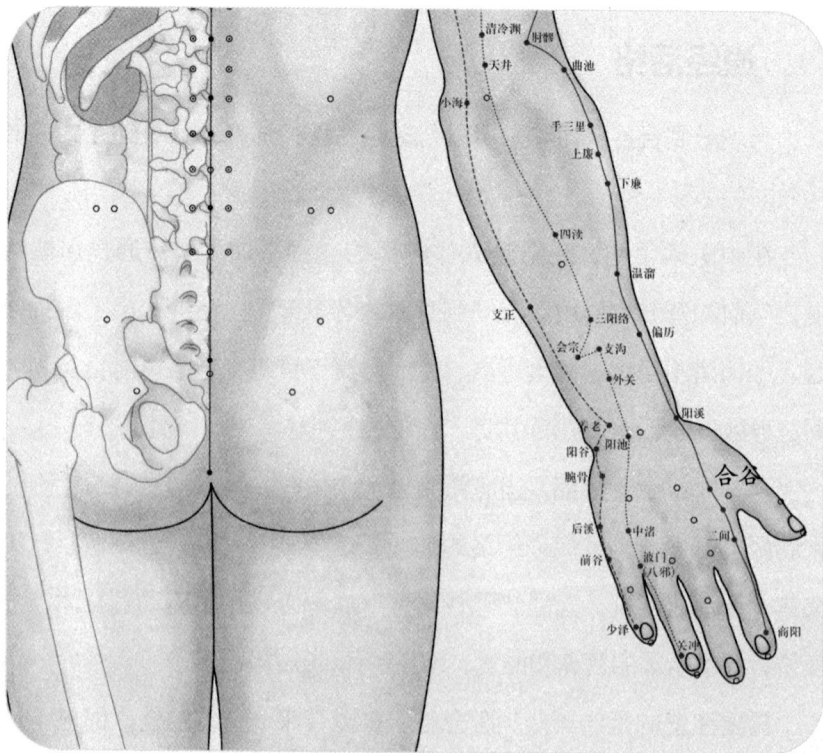

合谷穴具体位置示意图

复月经的正常周期。

痛经是指在月经期间或前后出现的腹痛症状，常常伴随着腰酸、恶心、头痛等不适感。刺激合谷穴可以起到活血化瘀的作用，缓解子宫收缩引起的疼痛，减轻痛经的症状。合谷穴的刺激还可以促进子宫内的血液循环，减少血块的形成，进一步缓解痛经的不适感。

需要注意的是，刺激合谷穴虽然对闭经和痛经有一定的治疗效果，但并不能完全替代医学上的治疗。如果症状严重或持续存在，建议及时就医，寻求专业医生的帮助。此外，刺激合谷穴时也要注意力度适中，避免过度刺激造成伤害。

合谷穴，位于手部，是手阳明大肠经上的一个重要穴位。它的名字与其位置密切相关，因为合谷穴位于拇指与示指之间的虎口处。从外观上看，这两个手指就像是两座山峰，而它们之间的虎口则宛如一个山谷，因此得名"合谷"。

合谷穴，在日常生活中相当实用。作为手阳明大肠经的原穴，它是大肠经气的主要聚集地。在中医理论中，原穴是脏腑元气经过和停留的地方，对于调节和平衡人体的气血有着至关重要的作用。

当我们感到身体的某个部位不适时，通过刺激合谷穴，可以有效地促进气血的流通，从而达到缓解疼痛、舒缓不适的效果。例如，头痛或牙痛时，轻轻按摩合谷穴，往往能够在短时间内减轻症状。合谷穴还常用于治疗一些消化系统的疾病，如胃痛、便秘等，因为它与胃经相通，能够调节胃肠功能。

在中医理论中，肺被视为掌管人体外表的器官，因此面部的各种状况往往与肺的健康状态有着密切的联系。当肺部出现问题时，这种病变往往会在面部有所体现。大肠与肺在中医中被认为是互为表里的关系，这意味着它们之间相互影响、相互联系。

基于这一理论，灸疗合谷穴成为一种有效的治疗手段。合谷穴位于手部，通过对其进行灸疗，不仅可以疏解肺气，缓解肺部的不适，还能够对胃肠的问题产生积极的影响。这是因为合谷穴与肺、大肠都有关联，通过刺激这一穴位，可以调节这两个器官的功能。

在中医理论中，还有"头面合谷收"的说法，这意味着头部和面部的不适与疾病都可以通过刺激合谷穴来得到缓解。具体操作方法是：点燃艾灸条，采用"雀啄灸"的方法对合谷穴进行灸疗，时间大约为 10 分钟。

在日常生活中，可能会遇到牙痛、胃痛、头疼等症状。这时，可以用手指指腹用力拿捏合谷穴 30 ～ 50 次，如此可以有效地缓解疼痛。这种方法简单易行，可以在家中自行操作。

除上述症状外，黑眼圈、腹泻、肠胃不适等问题也可以通过按揉合谷穴来得到改善。甚至对于鼻子过敏的患者来说，如果能够持之以恒地按压合谷穴，也会收到意想不到的效果。

需要注意的是，孕妇应该禁用合谷穴。这是因为合谷穴的刺激可能会导致流产的风险增加。因此，孕妇在遇到任何健康问题时，都应该先咨询医生的意见，避免使用可能对自己和胎儿有害的治疗方法。

头痛

在中医理论中，合谷穴被视为"气之会"，是人体气血运行的重要交汇点。因此，通过刺激合谷穴，可以有效地调节人体的气血流动，从而达到缓解疼痛的效果。

具体到头痛的治疗，合谷穴的作用更是不可忽视。无论是偏头痛、紧张性头痛还是其他类型的头痛，合谷穴都能够发挥出良好的疗效。这主要是因为，头痛的发生往往与头部的气血运行不畅有关。而合谷穴，作为气血交汇的重要穴位，能够有效地促进头部的气血流通，从而缓解头痛的症状。

合谷穴的刺激方法有很多种。最常见的方法是，用拇指和示指捏住合谷穴轻轻按摩。此外，还可以使用针灸、拔罐等方法，对合谷穴进行更为深入的刺激。无论采用哪种方法，只要正确地刺激合谷穴，都能够有效地缓解头痛的症状。

感冒发热

在中医理论中，"风"是六淫之一，被认为是导致许多疾病的外因之一。当人体受到风邪侵袭时，可能会出现发热、头痛、咳嗽等症状。"疏风解表"就是通过调理人体的气血运行，使邪气得以排出体外，从而达到治疗的目的。

合谷穴正是这样一个具有疏风解表作用的穴位。当人体受到感冒等疾病的侵袭时，按摩合谷穴可以有效地帮助人体排出邪气，从而达到降温的效果。这是因为合谷穴的位置正好位于手部的经络交会之处，按摩此穴位可以刺激经络的运行，促进气血的流通，从而帮助人体排除邪气。

对于感冒引起的发热症状，按摩合谷穴也可以起到一定的缓解作用。这是因为感冒通常是由风邪引起的，而合谷穴正好具有疏风解表的作用。

喉咙痛

当我们感到喉咙不适或疼痛时，可以通过按摩合谷穴来缓解症状。按摩的方法很简单，只需用拇指和示指捏住合谷穴，轻轻地旋转和按压。每次按摩约 1 ~ 2 分钟，可以多次重复进行。

通过按摩合谷穴，可以刺激穴位，促进气血流通，从而达到清热解毒的效果。这有助于减轻喉咙痛的症状，使患者感到舒适。

需要注意的是，虽然合谷穴按摩可以缓解症状，但如果症状严重或持续时间较长，建议及时就医，以获得更专业的治疗。

牙痛

牙痛是一种常见的口腔问题，可能由多种原因引起，如牙龈炎、牙周炎等。这些炎症通常会导致牙齿周围的组织发炎、肿胀和疼痛。对于这种类型的牙痛，合谷穴的刺激可以起到一定的疗效。

具体来说，刺激合谷穴可以通过按摩、按压或者针灸等方式进行。这些方法可以刺激穴位，促进经络的通畅，增加气血的流动，从而缓解牙痛的症状。

需要注意的是，虽然合谷穴对于牙痛有一定的疗效，但它并不是万能的解决方案。如果牙痛严重或者持续时间较长，建议及时就医，寻求专业的口腔医生的帮助。此外，对于牙痛的治疗，还需要综合考虑其他因素，如保持良好的口腔卫生习惯，避免过度咀嚼硬物等。

面瘫

面瘫是一种常见的神经系统疾病，主要表现为面部肌肉的瘫痪，导致面部表情僵硬，甚至无法正常闭眼、张嘴等。这种疾病的发生往往与气血不畅有关，而合谷穴正好可以调和气血。

通过对合谷穴的刺激，可以有效地促进面部血液循环，使面部肌肉得到充分的营养供应，从而缓解面瘫的症状。这种刺激可以是按摩、针灸等方式，二者都能起到很好的疗效。

高血压

在中医理论中，合谷穴被认为是一个能够调和阴阳、平衡气血的穴位。当高血压患者的血压升高时，体内的阴阳失衡，气血运行不畅，此时按摩合谷穴可以起到调和阴阳、平衡气血的作用，从而达到降低血压的目的。

按摩合谷穴的方法也非常简单易行。患者可以用大拇指和示指捏住另一手的合谷穴，然后进行适度的按压和旋转，每次按摩约 1 ~ 2 分钟，每天可以进行多次。这种按摩方法不仅可以帮助降低血压，还能缓解高血压带来的头痛、眩晕、心悸等不适症状。

需要注意的是，虽然按摩合谷穴对高血压患者有一定的帮助作用，但它并不能替代药物治疗和其他医疗手段。高血压患者在进行穴位按摩的同时，还需要遵循医生的建议，合理用药，保持良好的生活习惯，以达到更好的治疗效果。

失眠

在中医理论中，心神不宁是导致失眠、多梦等睡眠障碍的主要原因之一。而合谷穴正好可以调节心气，使其平稳，从而达到安神的目的。当人们因为生活压力、工作繁忙或其他原因导致心神不宁时，通过刺激合谷穴，可以帮助他们平复心情，减少焦虑和烦躁，进而有助于改善睡眠质量。

除传统的针灸外，还可以采用按摩的方式。每天早晚各按摩一次，每次持续数分钟，不仅可以缓解手部的疲劳，还可以帮助调整全身的气血运行，从而达到安神助眠的效果。对于一些对针灸有所顾虑的患者，按摩合谷穴无疑是一个更为温和，且容易接受的方法。

合谷穴的刺激不仅仅是针对失眠和多梦这两种症状。它对于其他与心神不宁有关的症状，如焦虑、抑郁、心慌等，都有一定的调节作用。对于那些经常感到心理压力大、情绪波动的人群，定期刺激合谷穴可能会给他们带来意想不到的好处。

虽然合谷穴具有诸多益处，但仍需注意，不是每个人都适合进行合谷穴的刺激。例如，孕妇、体质虚弱者或存在某些特定疾病的患者，应在专业医生的建议下进行。如果失眠、多梦等症状持续存在，建议及时就医，寻求更为专业的治疗建议。

肩颈疼痛

颈椎病是一种常见的疾病，其主要症状之一就是肩颈疼痛。颈椎病的发生原因多种多样，包括颈椎退行性变、颈椎间盘突出等。肩周炎则是指肩关节周围的炎症，常常导致肩部疼痛和功能障碍。这些疾病引起的肩颈疼痛给患者带来了很大的不适和困扰。

通过对合谷穴的刺激，可以促进气血的流通，调节经络的功能，从而缓解肩颈疼痛的症状。按摩时可以用拇指或示指轻轻按压合谷穴，每次持续数分钟，每天可以进行多次。按压时可以用拇指或示指用力按压合谷穴，每次持续数秒钟，然后松开，反复进行数次。针灸则需要由专业的中医师进行操作，通过针刺合谷穴来达到治疗效果。

急性咽痛、牙痛合谷贴敷法

选择一颗新鲜的独头大蒜，将其切成约 2 毫米厚的薄片。将切好的大蒜片直接放置在合谷穴上。使用创可贴将大蒜片固定在穴位上，确保其不会移动。保持这个状态大约 3 ~ 6 个小时。在此期间，注意观察穴位表皮的变化。

如果在这段时间内，穴位处出现了起疱或者感到火辣辣的刺痛感，这可能意味着大蒜正在发挥其作用。当这些症状明显时，可以去掉大蒜片，并用创可贴覆盖穴位。

这种方法被认为可以迅速缓解疼痛，对于急性咽喉疼痛或牙龈肿痛等问题，可能会有较好的效果。

需要注意的是，这种方法并非医学上的正规治疗方式，而是一种传统的民间疗法。在使用这种方法之前，最好先咨询医生或专业的中医师，以确保治疗的安全性和有效性。

灸合谷治疗口唇鼻旁部疔疮

《针灸大成》是一部古老的中医经典著作，其中详细记载了针灸治疗各种疾病的方法和穴位。在这部著作中，合谷穴被认为对于治疗面部和口角部疔疮具有特效。

疔疮是一种常见的皮肤疾病，通常表现为红肿、疼痛、瘙痒等症状。它可能发生在人体的任何部位，包括面部和口角部，给患者带来不适和困扰。

根据《针灸大成》的记载，合谷穴是治疗面与口角部疔疮的特效穴位。具体来说，"疗疮生面上与口角，灸合谷甚效"。这意味着，当面部和口角部出现疗疮时，通过灸合谷穴可以取得显著的疗效。

合谷穴位于手阳明大肠经上，而手阳明大肠经在人中沟左右交叉后，分别止于对侧鼻翼旁。这一特殊的经络走向使得合谷穴在治疗面部疗疮方面具有较高的疗效。

交叉取穴法是指，当需要治疗左侧颜面部的疗疮时，可以取右侧的合谷穴进行治疗；反之，当需要治疗右侧颜面部的疗疮时，可以取左侧的合谷穴进行治疗。这种取穴方法的依据在于手阳明大肠经的交叉走向，使对侧的合谷穴能够有效地刺激和调节面部的经络和气血，从而达到治疗疗疮的目的。

治疗小儿发烧

合谷穴位于手阳明大肠经上，可醒脑开窍、疏风清热、祛风解表、宣肺利窍、镇静安神、平肝熄风、疏经活络。自古以来，合谷穴就被认为是治疗感冒和发烧等疾病的优选穴位。这是因为它能够通过刺激手阳明大肠经的气血流动，来达到调节身体内部环境的目的，从而缓解感冒、发烧等疾病的症状。

如果孩子出现了感冒和发烧等症状，家长可以尝试用手掐揉合谷穴来进行治疗。每次掐揉的时间建议为 5 ~ 10 分钟，具体时间可以根据孩子的具体情况适当调整。通过这样的刺激，可以促进气血流通，帮助孩子缓解不适症状，并提高身体的抵抗力。

合谷穴是急救大穴

经过一段时间的脑力劳动，我们的大脑可能会感到疲劳、头昏和涨痛。这时，刺激合谷穴可以提神解乏。只需用手指或圆珠笔等物品轻轻刺激该穴位，稍加刺激一会儿就能让人眼睛一亮，感觉精神焕发。如果能再刺激一下颈后的风池穴，更能使头部血液畅通，睡意驱散。

当出现神志不清、晕厥或癫痫发作时，按摩合谷穴也能起到醒脑开窍的作用。对于因中暑、中风或虚脱导致的晕厥患者，可以用拇指掐捏患者的合谷穴，持续两三分钟，患者通常就能够苏醒过来。如果同时用指尖掐捏人中穴，醒脑回苏的效果会更好。

合谷穴还是一个急救穴位。因中暑、中风或虚脱导致晕厥时，用拇指掐捏患者的合谷穴，持续 2 ~ 3 分钟，晕厥症状一般可以得到缓解。如果同时用指尖掐按人中穴，醒脑回苏的效果会更加显著。此外，痔疮发作或便血时，也可以通过按摩或搓揉合谷穴来缓解症状。使用指尖或笔芯进行刺激，以产生酸胀感为佳。

自我取穴按摩法

左手轻握空拳，拇指和示指弯曲，两指的指尖轻触，立拳；右手掌轻轻握在拳头外，用大拇指的指腹垂直按压穴位，有酸痛胀感；分别按压左、右两手，每次各按 1 ~ 3 分钟。

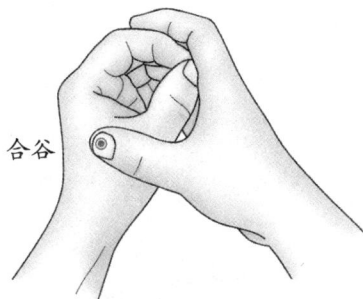

合谷

自我取穴时的正确姿势

合谷穴位禁忌

　　合谷穴位于手部，按摩时会刺激子宫收缩，可能导致流产或早产等不良后果。因此，孕妇应避免按摩合谷穴。

　　合谷穴按摩具有活血化瘀的作用，对于患有出血性疾病的人群，如血友病、血小板减少性紫癜等，按摩合谷穴可能加重病情，增加出血风险。

　　如果合谷穴周围的皮肤有破损、溃疡或感染等情况，按摩可能会引起疼痛、感染扩散等问题，因此不适合进行按摩。

　　合谷穴按摩可以促进血液循环，但对于高血压患者来说，过度刺激可能导致血压升高，增加心脑血管疾病的风险。因此，高血压患者在按摩合谷穴时应特别谨慎。

　　合谷穴按摩对心脏有一定的刺激作用，对于心脏病患者来说，过度刺激可能导致心律失常、心绞痛等问题。因此，心脏病患者在按摩合谷穴时应慎重考虑。

　　如果手腕部存在骨折或关节脱位等情况，按摩合谷穴可能会加重伤情，延缓康复。因此，这类患者在治疗期间应避免按摩合谷穴。

日常保健穴位分享

当我们偶感风寒时，通常会感到胸中气闷、咳嗽、全身发热、皮肤滚烫，此时真渴望能够大汗淋漓，让浑身感到舒舒服服的。那么，有没有一种既有效又简单的办法，帮我们缓解这种烦热的症状呢？其实，只需用以下两个穴位就能使身体感到舒服一些。

商阳穴

位置与操作：采取正坐的姿势；用右手轻轻握住左手的示指尖，左手的掌背朝上，掌心朝下；右手的大拇指弯曲，用指甲尖沿垂直方向掐按靠着拇指旁侧的穴位，会有一种特殊的刺痛感。注意：轻轻掐压，并不需要用大力气；分别掐按左右两手，每次各掐按 1～3 分钟。

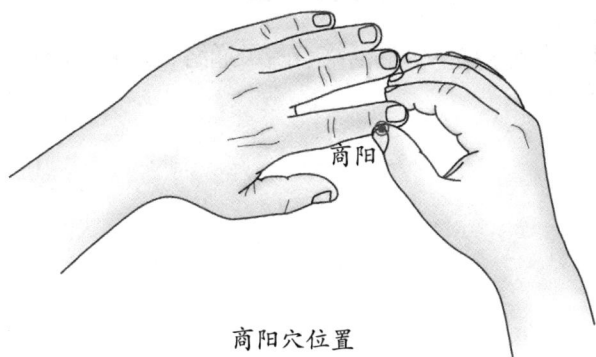

商阳穴位置

功能：对治疗胸中气闷、哮喘咳嗽、四肢肿胀、热病无汗，都有特殊的疗效。

67

地仓穴

位置与操作：正坐或仰卧，轻轻闭口；举起两手，用示指指甲垂直下压口吻两旁的穴位，有酸痛胀麻的感觉；每天按揉2次，每次1～3分钟。

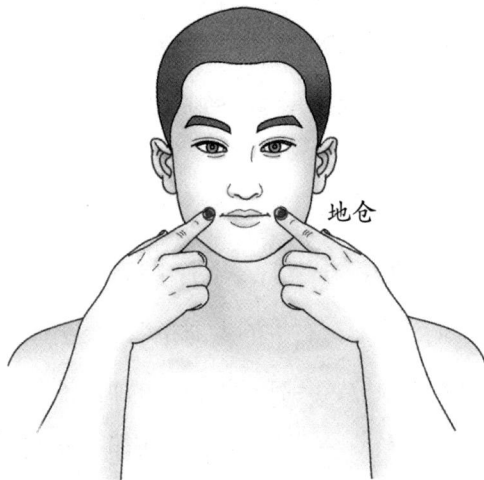

地仓穴位置

功能：祛风止痛、舒筋活络、疏风通络、开关通窍的作用。

委中穴

委中曲腘里，横纹脉中央。腰疼不能举，沉沉引脊梁，酸痛筋莫展，风痹复无常，膝头难伸屈，针入即安康。

——《马丹阳天星十二穴治杂病歌》

中医解穴：委中穴

命名："委"，堆积的意思；"中"，指穴内气血所在为天、人、地三部的中部。"委中"的意思是指膀胱经的湿热水气在这里聚集。此穴物质是膀胱经膝下部各穴上行的水湿之气，吸热后的上行之气，在穴中呈聚集之状，因此称"委中"。委中穴也叫"腘中穴""郄中穴""血郄穴"。在五行

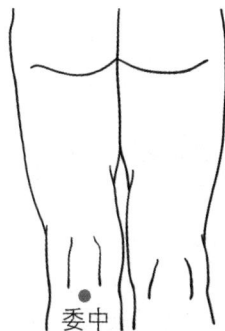
委中穴位置

中，此穴属土。因为此穴位物质为天部的湿热水气，在本穴为聚集之状，有土的不动之义，所以属土。

部位：

属足膀胱经经脉的穴位，在膝盖里侧中央。

功用：

1. 按摩这个穴位，具有通络止痛、利尿祛燥的作用。

2. 坚持按摩此穴位，对腰背、腿部的各种疾病，如腰腿无力、腰痛、腰连背痛、腰痛不能转侧等，都有良好的疗效。

3. 坚持按摩这个穴位，能够有效治疗四肢发热、热病汗不出、小便难，以及中暑、急性胃肠炎、坐骨神经痛、小腿疲劳、颈部疼痛、下肢瘫痪、臀部疼痛、膝关节疼痛、腓肠肌痉挛等病症。

4. 配大肠俞，治疗腰痛。

5. 配长强、次髎、上巨虚、承山，治疗便血。

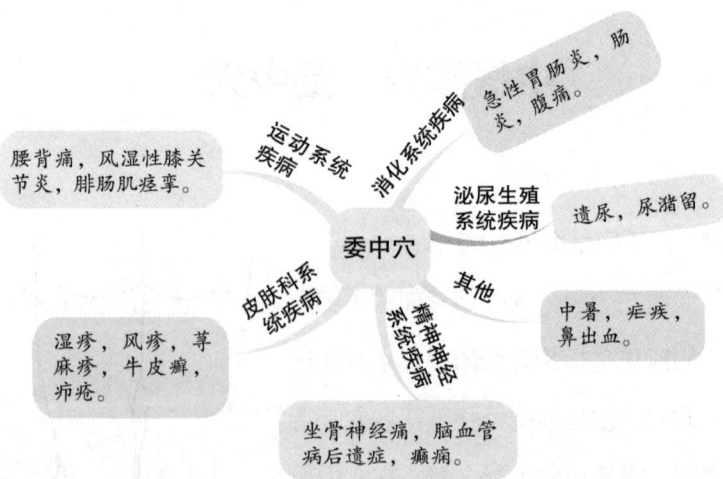

委中穴功用

马丹阳委中穴位解说

> 委中曲腘里，横纹脉中央。

这句话说的是委中穴位于腘窝，腘横纹中点，腘动脉外侧。腘窝弯曲处，横纹中央。人体上有许多凹陷的部位，这里往往隐藏着大量对身体有益的穴位，因此被人们俗称为"养生窝"。两肘窝、两腋窝、两腹股沟、两腘窝，是中医常说的"拍八虚"的"八虚"。"虚"就是薄弱环节的意思，五脏之邪喜欢藏匿于"八虚"之中，导致经气的运行不畅。

> 腰疼不能举，沉沉引脊梁

委中穴是中医经络学中的一个穴位，属足太阳膀胱经，位于人体的腘横纹中点，当股二头肌腱与半腱肌肌腱的中间。这个穴位在中医中被认为具有调理腰部疾病、缓解腰痛等作用。

> 酸痛筋莫展，风痹复无常

委中穴主治腰脊酸痛，活动不利，以及因感受风邪，风痹反复发作等病证。痹证有三种，一种是风痹，行走后颈肩腰背痛。善行而数变叫风痹。第二种是血痹，就是血瘀而痹，痛在一处，固定不移的。第三种是湿痹，又叫浊痹，就是说你的痛，既不是走来走去的也不是痛在一处的，是整个酸沉的，好像人泡在水里，这是着痹、湿痹。风痹一般治肝经；痛痹属于心，一般要通它的心经、肾经。湿痹要治脾经。但这个风痹反复无常，就取膀胱经。因为膀胱经的委中穴是血郄，治风先治血，血行风自灭，所以委中穴相当于独活寄生汤。

> 膝头难伸屈，针入即安康

对膝关节屈伸困难等症状，针刺委中穴就有良效。

穴位妙用

缓解腰背痛

当人们长时间保持同一姿势，尤其是长时间坐立不动或者劳累过度时，腰背部的肌肉和韧带容易受到压力和拉伤，导致疼痛和不适感。而刺激委中穴可以通过调节气血运行，促进血液循环，从而有效地缓解这些不适症状。

具体来说，刺激委中穴可以通过多种方式进行，如按摩、针灸、拔罐等。这些疗法可以刺激穴位，促进局部血液循环，加速代谢废物的排出，减轻炎症反应，从而达到缓解疼痛的效果。同时，刺激委中穴还可以调节神经系统的功能，改善腰背部的肌肉张力，减少肌肉痉挛，进一步缓解疼痛和不适感。

需要注意的是，对于腰背痛的治疗，除刺激委中穴外，还需要综合考虑其他因素，如保持良好的姿势、适量运动、避免过度劳累等。如果疼痛严重或持续时间较长，建议及时就医，以获得更专业的诊断和治疗建议。

促进血液循环

委中穴在中医理论中被认为具有重要的生理功能和治疗价值。当刺激委中穴时，可以促进肾脏的功能，增加血液的流量，从而改善全身的血液循环。

肾脏是人体的重要器官之一，它不仅负责过滤血液中的废物和多余液体，还参与调节血压、维持电解质平衡等重要生理过程。委中穴的刺激可以通过神经反射机制，对肾脏的功能产生积极影响。研究表明，刺激委中穴可以增加肾脏的血流量，提高肾脏的滤过功能，从而促进体内废物和多余液体的排出，维护身体的健康状态。

除对肾脏功能的促进作用外，委中穴的刺激还可以改善全身的血液循环。血液循环是人体生命活动的基础，它负责将氧气和营养物质输送到各个组织和器官，同时将代谢产物和废物带离。然而，由于各种原因，如生活习惯、环境污染等，血液循环可能会受到阻碍，导致一些疾病的发生和发展。通过刺激委中穴，可以促进血管扩张，增加血流量，改善微循环，从而预防和治疗一些与血液循环不畅相关的疾病。

高血压是一种常见的心血管疾病，其发病与血液循环不畅密切相关。通过刺激委中穴，可以降低血管阻力，减少心脏负担，从而有助于降低血压水平，预防和治疗高血压。心脏病也是与血液循环不畅相关的疾病之一。刺激委中穴可以改善心肌供血，增强心脏功能，减少心脏病的发生风险。

调节内分泌系统

肾上腺素是一种重要的激素，它在人体内发挥着多种生理功能。当委中穴受到刺激时，可以促使肾上腺素的分泌增加或减少，从而影响人体的代谢速度和能量消耗。这种调节作用对于维持人体内环境的稳定至关重要。

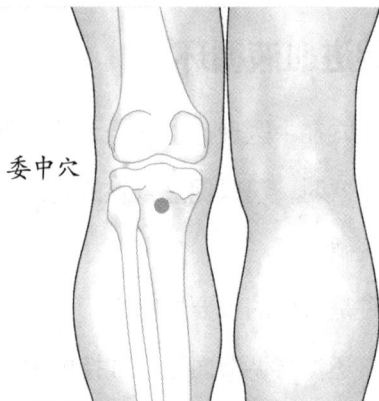

委中穴具体位置示意图

委中穴的刺激还可以帮助调节体内的激素水平。激素是人体内的一种化学信使，它们在调节生理功能、维持内环境稳定等方面发挥着关键作用。当激素水平失衡时，可能会导致一系列健康问题出现，如月经不调、失眠等。通过刺激委中穴，可以在一定程度上缓解这些与内分泌失调相关的疾病症状。

月经不调是女性常见的内分泌问题之一，它可能由多种因素引起，包括激素水平的波动、生活压力、饮食习惯等。刺激委中穴可以调节激素水平，从而有助于恢复正常的月经周期和经血量。

失眠也是现代人常见的健康问题之一，它可能与内分泌失调有关。刺激委中穴可以调节激素水平，改善睡眠质量，缓解失眠症状。

缓解疲劳和压力

委中穴位于人体的腿部，是足太阳膀胱经的重要穴位之一。当人们长时间工作、学习或进行其他活动时，身体很容易出现疲劳感。这种疲劳不仅仅是肌肉的酸痛，更多的是由于长时间的紧张和劳累导致的身心疲惫。通过适当地刺激委中穴，可以有效地促进身体的血液循环，帮助肌肉放松，从而缓解疲劳感。

现在人们的生活节奏快速，工作压力大，很多人经常处于高压状态。长期的高压不仅会影响人的身体健康，还可能导致情绪的不稳定，如焦虑、抑郁等。委中穴的刺激可以帮助调节人的情绪，使人的心情变得更加平和，从而有助于减轻心理压力。

委中穴的刺激还可以提高人体的抗压能力。当人体处于压力之下时，体内的激素水平会发生变化，导致身体的各种不适。通过刺激委中穴，可以调节人体的内分泌系统，使身体更好地应对外界的压力，从而提高抗压能力。

穴位祛湿一点通

委中穴是膀胱经的合穴，膀胱经从头到足，在背部形成两行夹脊的经脉，直达腰骶，下抵下肢，最终合并于委中穴。因此，委中穴被视为膀胱经气血的会合之处，是腰背下肢气血的总开关。

委中穴的主要功能之一是疏调经气。通过刺激该穴位，可以促进气血的流通，达到通则不痛的效果。此外，委中穴还具有强腰健膝的作用，对于腰背部和下肢的疼痛性疾病具有显著的疗效。

根据"经脉所过，主治所及"的循经取穴规律，委中穴的治疗范围非常广泛。无论是腰背部的疾病还是下肢的问题，都可以通过刺激委中穴来进行治疗。这种治疗方法不仅简单易行，而且效果显著，受到了广大患者的喜爱。

《四总穴歌》中提道"腰背委中求"，意味着凡腰背病证都可取委中穴进行治疗。这一说法进一步强调了委中穴在治疗腰背疾病方面的重要性。作为四总穴中的一穴，委中穴在中医理论中具有重要的地位，被广泛应用于临床实践。

憋不住尿、排尿困难

老年朋友常患有的前列腺疾病，如尿潴留、排尿困难、尿床、憋不住尿等，以及幼儿常出现的小儿遗尿等疾病，都可以通过刺激委中穴来得到缓解。

中医认为，足太阳膀胱经脉之气机逆乱是导致这些疾病的主要原因之一。当膀胱气机失常、气化不利时，就会出现排尿困难、遗尿等问题。因此，调节膀胱经脉的气机平衡对于解决这些问题至关重要。

委中穴作为膀胱经的一个重要穴位，按摩委中穴可以益肾利尿，提高输尿管排尿频率，从而调节排尿功能。简单来说，通过刺激委中穴，可以帮助膀胱的气化开合，使这个"闸门"在该开的时候打开，该关的时候关闭，而不是在不适当的时候打开或关闭。

具体来说，当膀胱气机逆乱时，委中穴的刺激可以促进膀胱的气化开合，使尿液能够顺利排出体外。如此，不仅可以缓解排尿困难的问题，还可以减少尿床和憋不住尿的发生。

对于幼儿常出现的小儿遗尿问题，刺激委中穴也可以起到一定的帮助作用。通过调节膀胱经脉的气机平衡，可以减少遗尿的发生，让幼儿在夜间睡眠时更加安心舒适。

恢复下肢功能

在中医的理论体系中，脑卒中与足太阳经脉的经气有着密切的联系。足太阳经脉是人体十二经脉之一，它起源于膀胱，沿着背部向上延伸，经过头部，最后到达巅顶。在这个过程中，足太阳经脉与脑部的经络相互联系，因此，脑部的疾病也与足太阳经脉有关。

委中穴是膀胱经的一个重要穴位，位于人体的腿部。《难经》是古代中医经典之一，其中指出："合主逆气而泻。"这句话的意思是，当身体出现逆气的情况时，可以通过刺激委中穴来调节经气，从而达到疏利经气、息风解痉的效果。

现代医学研究也证实了这一点。研究发现，刺激委中穴能够刺激神经传导，加强高级中枢对低级中枢的控制。这对于中风患者来说，是一个非常好的消息。因为中风往往会导致下肢功能的丧失或减弱，而通过刺激委中穴，可以帮助恢复这些功能。

脚气、痤疮、皮肤瘙痒等

当患者出现皮肤瘙痒、脚气、痤疮、丹毒、疖肿等循环系统疾病时，医生通常会采用一种古老且有效的中医治疗方法——点刺放血委中穴。这种方法通过在特定的穴位进行针刺并放出少量血液，以达到清热解毒的目的。

皮肤瘙痒可能是由于体内湿热过盛或者血液循环不畅引起的。通过点刺放血委中穴，可以有效地清除体内的湿热毒素，改善血液循环，从而缓解皮肤瘙痒症状。

脚气，又称为脚湿气，主要是由于体内湿气过重导致的。通过点刺放血委中穴，可以有效地排除体内多余的湿气，减轻脚气的症状。

痤疮和丹毒都是由于体内热毒过盛引起的皮肤问题。通过点刺放血委中穴，可以帮助清除体内的热毒，从而达到治疗痤疮和丹毒的效果。

疖肿是由于体内湿热瘀滞引起的。通过点刺放血委中穴，可以有效地清除体内的湿热瘀滞，从而缓解疖肿的症状。

缓解肚子痛

《针灸大成·续增治法·伤寒》一书中明确指出，当出现小腹满胀或者腹中急痛的症状时，可以通过刺激委中穴来进行缓解。在中医的理论体系中，手足太阳经脉是相互关联的，它们之间的气息是相通的。因此，通过针刺或按摩委中穴，可以有效地治疗腹痛以及其他与脾胃相关的疾病。

除了上述的治疗作用，刺激委中穴还有其他的好处。例如，它可以提高性能力，使女性的胸部更加健美，还可以预防和治疗中暑等夏季常见的疾病。

在临床实践中，医生通常会采用点刺放血或针刺的方法来刺激委中穴。这两种方法都需要一定的技术和经验，对于非医学专业的人来说，可能有些难以掌握。下面介绍的两种方法，则是适合患者自行操作的。

一种方法是使用指尖轻轻按压委中穴，每次持续约 5 ~ 10 秒，然后松开，重复数次。这种方法简单易行，可以在任何时间、任何地点进行。

另一种方法是使用按摩棒或类似的工具，沿着委中穴的方向轻轻滚动或滑动，每次持续约 1～2 分钟。这种方法不仅可以刺激委中穴，还可以放松周围的肌肉，达到舒缓疼痛的效果。

自我取穴按摩法

委中位于人体膝后区下肢腘窝中央，腘横纹中点。可以通过以下方法找到：坐立，大腿与小腿之间形成的横纹，在膝盖的正后方，股二头肌腱与半腱肌肌腱的中间取穴。这就是委中穴的所在位置。为了更准确地定位，可以用手指轻轻按压这个凹陷处，如果可以感觉到明显的酸痛或舒适感，那么就说明找到了正确的穴位位置。

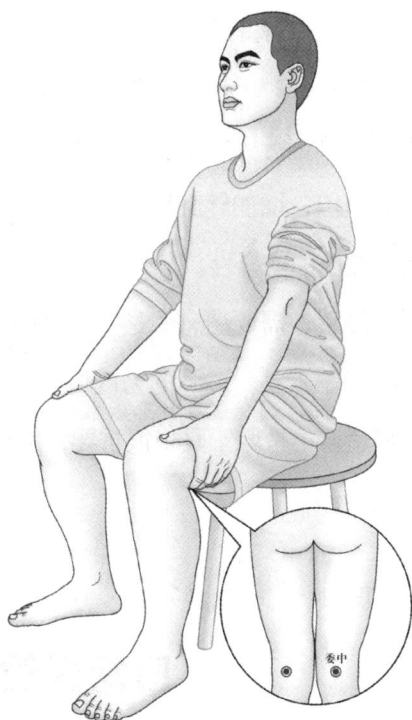

自我取穴的正确姿势

委中穴按摩禁忌

首先，对于存在皮肤破损、感染或炎症的人群，应避免在委中穴区域进行按摩。因为按摩可能会加重炎症、感染或导致细菌传播，进而引发更严重的健康问题。

其次，孕妇在进行委中穴按摩时需要特别小心。虽然按摩委中穴可以缓解一些妊娠期不适，如腰酸背痛等，但过度按摩或不正确的按摩手法可能会对胎儿造成不良影响。因此，孕妇在进行委中穴按摩前，最好先咨询医生的意见。

此外，对于存在严重心脏病、高血压或其他严重疾病的人群，也需要谨慎进行委中穴按摩。因为按摩可能会对这些人群的身体产生额外的负担，增加健康风险。在进行按摩前，最好先咨询医生的建议，确保按摩的安全性。

最后，需要注意的是，按摩委中穴时要避免用力过猛或使用不合适的按摩工具。过强的力度可能会导致肌肉损伤或疼痛加剧。同时，选择适合的按摩工具也很重要，以确保按摩的效果和安全性。

日常保健穴位分享

在日常生活或工作中，长期伏案工作或者在电脑前长时间久坐，都会对腰椎或脊椎带来不利的影响，对于平时缺乏运动的人，如果在走路或者搬抬重物的时候不小心闪到了腰，疼痛难忍，这时只需要按摩以下穴位，就可以快速起到缓解疼痛的作用。

后溪穴

位置与操作：首先，伸臂曲肘向头，上臂与下臂约45度角。轻握拳，手掌感情线之尾端在小指下侧边凸起如一火山口状处即是穴位；其次，用指甲掐按穴位，有胀酸感；每次掐按1～3分钟；最后，长期伏案工作或在电脑前久坐的人，可以每隔1小时，将双手后溪穴放在桌沿上来回滚动3～5分钟。

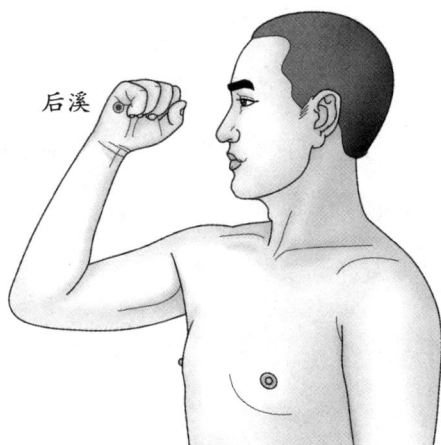

后溪穴位置

功能：能有效治疗腰痛、腰部急性扭伤、慢性劳损等。

大椎穴

位置与操作：首先，正坐或俯际，左手伸到肩后反握对侧颈部，虎口向下，四指扶右侧颈部，指尖向前。其次，大拇指的指尖向下，

81

用指腹或指尖揉按穴位，有酸痛和胀麻的感觉。最后揉按 1~3 分钟。

或者请他人屈起示指，或者用刮痧板，帮助刮擦穴位，效果更好。

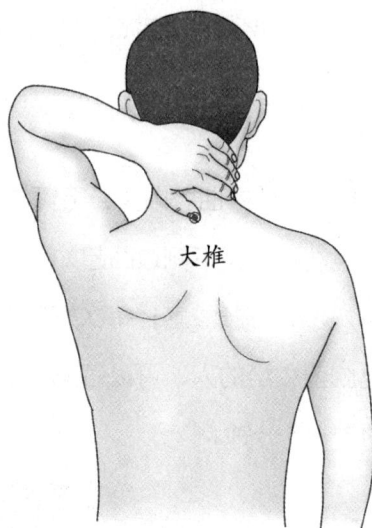

大椎穴位置

功能：按摩这个穴位，能够治疗肩背痛等疾患。配长强穴，有通调督脉的作用，能治脊背强痛。

❀ 承山穴 ❀

中医解穴：承山穴

命名： "承"，承受、承托也。"山"，土石之大堆也。状如山谷，此处承载一身如山之重，故名"承山"。

部位： 位于小腿后侧，腓肠肌肌腹的分界处，即腓肠肌与比目鱼肌交界处的凹陷中。

功用：

1. 通经脉、止疼痛的要穴——承山穴具有理气止痛、舒筋活络、消痔的作用；临床上，多用于治疗肩周炎、落枕、腰肌劳损、急性腰扭伤、坐骨神经痛、膝盖劳累、便秘、痔疮、脱肛、痛

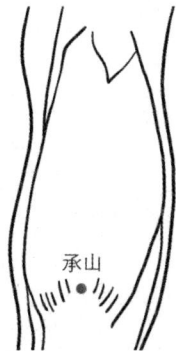

承山穴位置

83

经、腰背痛、腰腿痛、小腿肚抽筋、下肢瘫痪、腓肠肌痉挛、腓肠肌劳损、足部劳累、小儿惊风等证。

2. 点按承山，治疗肩周炎。承山穴配合条口穴，对治疗肩周炎有奇效。条口穴属足阳明胃经，承山穴属足太阳膀胱经，二者经气上行，同时相交于肩部，所以能有效治疗肩周炎。经常点击这两个穴位，还可清除腿部毒素，匀称腿部线条，消除长久站立或行走所造成的疼痛。

3. 按压承山，治疗落枕。中医认为，之所以会出现落枕，是膀胱经经气不利所致。承山穴是膀胱经上的要穴，具有"运化水湿"的功效。因此，刺激此穴能调节膀胱经络，疏通经气，消除症状。治疗时，应让患者俯卧在床上，用拇指腹部用力按压承山穴。

4. 点按承山，治疗腿抽筋。承山穴是人体足太阳膀胱经上的重要穴位之一，当小腿肌肉痉挛时可通过按摩、拉伸痉挛部位的肌肉来促进血液循环，按压此穴可通腿脚经络而缓解症状。具体方法如下：用拇指用力点按承山穴，并坚持点住不放松，直至肌肉痉挛缓解为止。

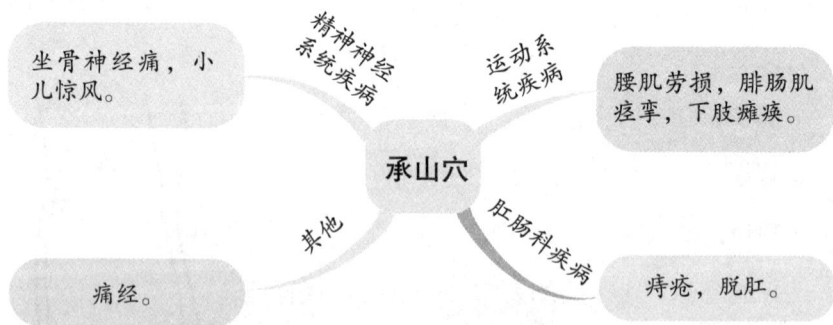

坐骨神经痛，小儿惊风。 · 精神神经系统疾病 · 运动系统疾病 · 腰肌劳损，腓肠肌痉挛，下肢瘫痪。

承山穴

其他 · 痛经。 · 肛肠科疾病 · 痔疮，脱肛。

承山穴功用

马丹阳承山穴位解说

> 承山名鱼腹，腨肠分肉间

这句话说的是承山穴的位置，承山穴别名"鱼腹穴"，位于小腿后腓肠肌下部分肉间。什么是"腨"？就是小腿肚的意思。小腿后群肌的腓肠肌就是承山穴所在的位置。

> 善治腰疼痛，痔疾大便难

本穴善治外感寒湿或闪挫腰痛，痔疮肿痛，大便排出困难。承山穴和委中穴都能治疗缓解腰疼，但是二者有区别。委中穴治疗腰疼痛，偏重于腰部瘀血堵塞，而承山穴治疗的腰疼痛偏于湿气。承山穴上面的两片肉对应的是肛门和肛肠，当出现痔疮或肛周炎、便秘、肛瘘等问题时，可以通过针刺承山穴缓解肛肠的压力。

> 脚气并膝肿，辗转战疼酸

本穴善治因脚气而引起的膝肿，胫酸脚跟痛的辗转反侧无法入眠。

> 霍乱及转筋，穴中刺便安

本穴善治由于霍乱吐泻而引起的拘挛转筋。

85

穴位妙用

理气止痛

承山穴作为人体重要的穴位之一，具有调和气血的独特功能。在中医理论中，气血运行不畅往往会导致身体各种不适，尤其是气滞引起的疼痛问题。针对这类疼痛，承山穴的作用尤为显著。

承山穴能够有效缓解腰背酸痛。这种疼痛往往是由于长时间的坐姿或站立姿势不当，导致腰部和背部的肌肉紧张和疲劳。通过刺激承山穴，可以促进腰部和背部的血液循环，缓解肌肉紧张和疲劳，从而减轻腰背酸痛的症状。

承山穴对于肩颈僵痛也有良好的缓解作用。肩颈僵痛通常是由于长时间保持同一姿势，如低头看手机、电脑等，导致肩颈部位肌肉僵硬和疼痛。承山穴的刺激可以帮助放松肩颈部位紧张的肌肉，改善局部血液循环，从而缓解肩颈僵痛的问题。

承山穴还能够调和全身气血，促进气血运行畅通。这对于因气滞引起的其他疼痛问题，如头痛、胸闷等，也有一定的缓解作用。通过刺激承山穴，可以调整身体的气血平衡，使气血运行更加顺畅，从而减轻疼痛症状。

舒筋活络

对于长期伏案工作导致的肌肉劳损、酸胀和疼痛，按摩或热敷承山穴能促进局部血液循环，达到舒筋活络的目的。

在当今社会，许多人由于长时间坐在电脑前工作或学习，常常会出现肌肉劳损、酸胀和疼痛的问题。这些问题主要是由于长时间的静态姿势导致肌肉紧张和血液循环不畅所引起的。按摩或热敷承山穴是缓解这些不适症状的一种非常有效的方法。

通过按摩或热敷承山穴，可以刺激局部的血液循环，增加血液供应，从而缓解肌肉劳损、酸胀和疼痛的症状。

除按摩和热敷承山穴外，还有其他一些方法可以帮助缓解肌肉劳损、酸胀和疼痛。例如，定期进行伸展运动，保持良好的坐姿和站姿，避免长时间保持同一姿势；合理安排工作和休息时间，避免过度劳累；适当进行体育锻炼，增强肌肉力量和灵活性；等等。

消痔

痔疮在中医理论中被视为脏腑功能虚弱的表现。《丹溪心法》一书指出，痔疮的形成主要是由于脏腑本身的虚弱，导致气血向下沉降，最终在肛门处形成结聚，长期瘀滞不散，进而引发痔疮。因此，治疗痔疮的方法应当是促进精气上升，增强脾脏的功能，从而补充深陷的气血。

承山穴的刺激可以减轻痔疮的症状。痔疮是一种常见的肛肠疾病，其主要症状包括肛门疼痛、瘙痒、出血等。通过按摩或针灸等方法刺激承山穴，可以促进局部血液循环，缓解肛门周围的炎症和肿胀，从而减轻痔疮症状的不适感。

承山穴的刺激可以改善便秘问题。便秘是痔疮的常见诱因之一，它会导致排便困难和大便干燥，增加了肛门周围的压力和摩擦，进而加重痔疮症状。通过刺激承山穴，可以调节肠道功能，增加肠道蠕动，促进排便顺畅，减少便秘的发生，减轻痔疮症状。

　　承山穴的刺激还可以促进痔疮的恢复。痔疮的治疗需要综合考虑多个因素，包括改善生活习惯、饮食调整、药物治疗等。承山穴的刺激作为一种辅助疗法，可以与其他治疗方法相结合，加速痔疮的康复过程。通过刺激承山穴，可以促进局部血液循环，增强免疫力，提高组织修复能力，从而促进痔疮的愈合和恢复。

　　在进行承山穴的按摩时，应该用大拇指对准穴位并施加压力。按压时，会感到酸痛或麻痛，这种感觉可能会向脚部扩散。这时，不要急于松开手指，而是应该持续按压30秒，然后再轻轻松开，接着再次按压。

　　建议每天进行两次这样的按摩，每次持续5分钟。坚持一段时间后，就会发现痔疮的突出部分逐渐收缩，局部的疼痛也会逐渐减轻。

祛除寒湿

　　根据中医的理论，承山穴是承受全身压力、水湿（湿行下注）的集结点。这意味着，当我们的身体受到压力或者湿气的影响时，这些不良影响往往会在这个穴位处积聚。

　　除了作为集结点，承山穴还是人体阳气最盛的经脉的枢纽。在中医理论中，阳气被视为身体的生命力和活力源泉。因此，承山穴在调节和平衡人体的阳气方面起到了关键的作用。

　　当承山穴得到适当的刺激时，例如通过轻轻地按摩或按压，可以振奋太阳膀胱经的阳气。太阳膀胱经是人体的一条重要经络，与膀胱的功能和健康密切相关。通过振奋这条经脉的阳气，可以帮助排出体内的湿气，从而达到调理身体的效果。

对于大多数人来说，当他们轻轻按压承山穴时，会有明显的酸胀痛感。这种痛感通常是因为体内有湿邪的存在。湿邪是中医理论中的一种不良因素，它会对人体的健康产生不良影响。通过按压承山穴来排出湿邪是一种有效的方法。

当按揉承山穴的时候，如果感觉身上微微发热，这是一个积极的信号，表明膀胱经上的阳气正在起作用，有助于排出体内的湿邪。这种感觉通常是身体正在自我调理和恢复健康的征兆。

此外，游泳时有时候会出现小腿肚子抽筋的情况。这往往是由于寒湿之邪侵袭所致。在这种情况下，迅速揉一揉承山穴可以缓解抽筋的症状。这是因为承山穴的刺激可以帮助驱散寒湿之邪，从而减轻抽筋的不适感。通过按摩或热敷承山穴，或者进行艾灸，可以帮助祛除寒湿，改善肢体发凉、怕冷、僵硬等症状。这些方法都是中医传统疗法中常用的手段，具有独特的疗效和广泛的应用价值。

调理气血

在中医理论中，承山穴被认为是一个重要的穴位，与人体的气血运行有着密切的关系。因此，通过热敷或艾灸承山穴，可以有效地调理人体的气血，改善由于气血不足引起的各种症状。

气血不足是中医学中的一种常见病症，主要表现为身体乏力、精神萎靡等症状。这些症状的出现，往往是由于人体内部的气血运行不畅，导致身体各部分得不到足够的营养和能量。因此，调理气血，使之运行顺畅，是改善这些症状的关键。

承山穴的热敷或艾灸，就是通过外部的热力刺激，促进承山穴的气血运行。具体来说，热敷可以使穴位周围的血管扩张，增加血液的流量，从而带动全身的气血运行；艾灸则是利用艾草的温热作用刺激穴位，达到调理气血的效果。

这种疗法不仅可以改善气血不足引起的身体乏力、精神萎靡等症状，还可以提高人体的免疫力，增强身体的抵抗力。同时，热敷或艾灸还可以促进血液循环，对于一些由于血液循环不畅引起的疾病，如风湿病、关节炎等，也有一定的治疗效果。

落枕

在中医理论中，落枕这一常见的颈部不适症状被认为是由于膀胱经的精气运行不畅所引起的。膀胱经是人体经络系统的重要组成部分，它贯穿全身，负责调节水液代谢和精气的流动。当膀胱经的精气受阻时，可能会导致颈部肌肉紧张、疼痛和活动受限，从而出现落枕的症状。

为了缓解落枕带来的不适，中医推荐刺激承山穴。承山穴位于小腿后侧，是膀胱经上的一个重要穴位。它具有调节水液代谢和运化精气的功能。通过刺激承山穴，可以促进膀胱经的经络通畅，疏通精气，从而有效消除落枕的症状。

具体操作方法是：使用拇指用力点按承山穴，持续 10 秒钟，然后放松 2 秒钟，再继续点按。在进行点按时，可以配合适当的脖颈活动，以增加效果。这样的循环操作持续 10 分钟左右，可以显著缓解落枕的症状。

除物理疗法外，我们还需要关注心理健康的重要性。生活中，每个人都会面临各种各样的无形压力，这些压力可能来自工作、家庭、社交等方面。长时间承受这些压力会使人感到疲惫不堪。因此，学会如何承担压力的同时，更要学会如何释放压力，让身体处于一个平和的状态。这也是"承山"这一穴位名称所蕴含的深层意义——承载并化解生活中的压力，使身体和心灵都达到平衡和谐的状态。

腿抽筋

若是遇到腿抽筋的情况，可以尝试用大拇指按压承山穴。首先，用力按压该穴位 1 分钟，然后停止按压，休息 30 秒；之后，再次用力按压 1 分钟，如此反复进行。在这个过程中，可能酸、麻的感觉会向腘窝、小腿、足底部放散，或者局部感到胀满。这些感觉是正常的反应，表明穴位正在发挥作用。持续这样的按压，直到疼痛缓解或完全消失为止。

平时要多注意休息，这是保持身体健康的重要因素之一。在坐着的时候，我们可以尝试将腿垫高一些，这样可以有效地缓解腿部疲劳。长时间保持同一姿势会让腿部肌肉感到紧张和不适，而抬高腿部有助于促进血液循环，减轻腿部的压力。

每天临睡前，可以请家人帮忙按摩一下腿和脚。这不仅能够放松腿部肌肉，还能够促进血液循环，缓解一天的疲劳。睡觉时在脚下垫一个垫子也是一个不错的选择。这样可以使腿部得到更好的支撑，减少腿部的压力，提高睡眠质量。

在睡觉时，还需要注意腿部的保暖。寒冷的环境会使腿部肌肉更容易感到疲劳和不适。因此，穿上一双保暖的袜子或者盖上保暖的被子，可以有效地保持腿部的温暖，减少腿部的不适感。

除了休息和保暖，还需要注意避免长时间久站或久坐。长时间保持同一姿势会给腿部带来压力，容易导致腿部疲劳和不适。因此，需要经常变换姿势，可以适当地站起来走动一下，或者做一些简单的伸展运动，以缓解腿部的紧张感。

此外，经常晒太阳也是保持腿部健康的重要方法之一。阳光中的紫外线有助于人体合成维生素 D，从而促进钙的吸收，维持骨骼的健康。因此，我们可以在户外活动时多晒太阳。同时，穿着柔软而有弹性的低跟鞋，以减少对腿部的冲击和压力。

最后，经常做腿部伸展和踝关节运动也是非常重要的。这些运动可以帮助加强腿部肌肉的力量和灵活性，减少腿部的不适感。例如，可以转一下脚跟，动一动脚趾，这些简单的动作可以有效地促进腿部血液循环，缓解腿部疲劳。

需要注意的是，虽然承山穴对于小腿痉挛和腿部转筋有很好的治疗效果，但每个人的身体状况和反应都是不同的，如果在按压过程中感到不适或疼痛加剧，应立即停止并咨询医生。此外，如果症状持续或反复发作，也建议及时就医，以便得到更准确的诊断和治疗。

慢性腰肌劳损

慢性腰肌劳损是一种常见的腰部软组织损伤，主要涉及腰部的肌肉、韧带等结构。这种损伤通常是由长时间的体力劳动、长时间站立或不正确的坐姿等因素引起的，这些因素会导致软组织的疲劳性损伤。急性腰部外伤如果治疗不当，也可能随着时间的推移逐渐演变成慢性腰肌劳损。

在临床上，慢性腰肌劳损的主要症状包括反复出现的腰部疼痛，可能伴有酸软无力的感觉。疼痛通常在劳累后加重，休息时可以得到缓解。患者可能会发现俯仰或旋转腰部变得困难。通过局部触诊，医生可以发现明显的固定压痛点，有时还可以触及条索状或类圆形的硬结点。

承山穴是中医针灸中常用的穴位之一，用于治疗腰痛。根据《马丹阳天星十二穴治杂病歌》的记载，承山穴具有治疗腰痛的功效。现代临床研究也表明，承山穴对腰肌劳损的治疗效果是可靠的。

慢性腰肌劳损的发生机制与腰部肌肉的长期劳累或急性损伤有关。这些因素会导致肌肉紧张痉挛、慢性炎性渗出，进而刺激神经产生疼痛。同时，肌肉的肿胀或增粗也会增加对肌筋膜的压力，导致肌筋膜中的毛细血管受压，血液循环受阻。这一系列的变化最终可能导致肌肉或肌腱的粘连、钙化，使肌筋膜失去弹性，从而引起腰部酸痛无力、活动困难等症状。在一些严重的情况下，可能会形成所谓的"扳机点"。

反过来，通过对承山穴的刺激，可以影响腰部肌肉的生理和病理状态。这种刺激可以通过筋膜链传导到腰部，从而改善腰部的不适症状。

自我取穴按摩法

承山穴的位置可以通过以下方法找到：首先，站立或坐下，将小腿自然放松；其次，用手指触摸小腿后侧，寻找腓肠肌与比目鱼肌交界处的凹陷；最后，在这个凹陷中就可以找到承山穴。

按摩承山穴的方法很简单，可以用手指轻轻按压该穴位，每次按压约 5 ~ 10 分钟，每天进行 2 ~ 3 次。也可以使用热敷来加强效果。将热水袋或热毛巾放在承山穴上，保持约 15 ~ 20 分钟，每天进行 2 ~ 3 次。热敷能够扩张血管，促进血液循环，进一步增强按摩的效果。

承山穴按摩禁忌

对于怀孕的女性来说，承山穴按摩是禁忌的。这是因为承山穴是膀胱经的要穴，按摩可能会对胎儿造成不良影响。

女性在月经期间也不宜进行承山穴按摩。这是因为月经期间女性的身体处于生理期，按摩可能会干扰正常的生理过程。

如果承山穴周围的皮肤有破损、溃疡、感染或其他皮肤病，应避免按摩该穴位。这是因为按摩可能会进一步刺激皮肤病变，导致感染或症状加重。

如果身体处于急性疾病状态或发热，应避免进行承山穴按摩。这是因为按摩可能会增加身体的负担，加重病情或延长康复时间。

对于高血压患者来说，承山穴按摩也需要谨慎使用。这是因为按摩可能会刺激血压升高，对高血压患者的健康产生不利影响。

日常保健穴位分享

指揉中脘穴

用右手的中指轻轻按压在中脘穴上，这个穴位位于腹部正中线上，距离肚脐约四指宽的位置。其余四指则自然贴附于腹部，以稳定手指的位置。以顺时针方向轻轻揉动这个穴位 30 次。这个动作可以帮助调理脾胃功能，缓解胃部不适。

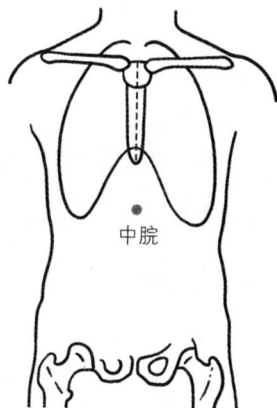

中脘穴位置

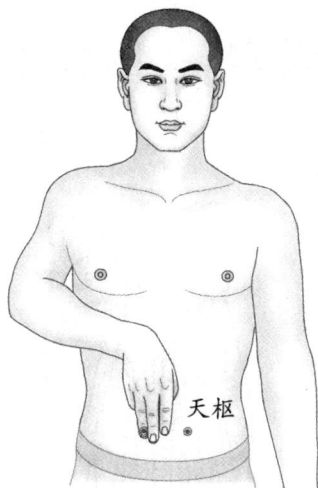

天枢穴位置

揉按天枢穴

将两手的掌心分别放在两侧的天枢穴上，这个穴位位于腹部侧面，距离肚脐约三指宽的位置。其余的手指则贴附于腹部，以增加按压的力度。然后，用手掌轻轻按揉这个穴位 50 次。这个动作可以促进肠道蠕动，缓解便秘或腹泻等肠道问题。

太冲穴

太冲足太趾，节后二寸中。动脉知生死，能医惊痫风。咽喉并心胀，两足不能行。七疝偏坠肿，眼目似云朦，亦能疗腰痛，针下有神功。

——《马丹阳天星十二穴治杂病歌》

中医解穴：太冲穴

命名："太"，大的意思；"冲"，冲射之状；"太冲"的意思是指肝经的水湿风气在此穴位向上冲行。本穴物质为行间穴传来的水湿风气，到达本穴后，因受热胀散，化为急风冲散穴外，所以名"太冲"，也名"大冲穴"。本穴物质为热胀的风气，在本穴为输出之状，所以是肝经腧穴，在五行中属土。

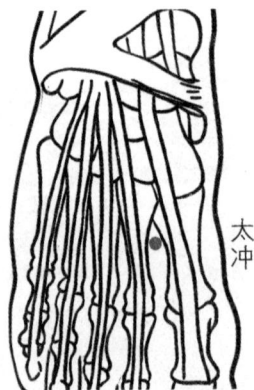

太冲

太冲穴位置

部位： 属足肝经经脉的穴位，在足背侧，第 1 趾与第 2 趾跖骨连接部位中。用手指沿趾和次趾的夹缝向上移压，到能够感觉到动脉的时候就是该穴位。

功用

1. 按摩该穴位，具有平肝、理血、通络之作用，能使头痛、眩晕、高血压、失眠、肝炎等症状都得到调理和缓解。

2. 坚持按压这个穴位，对月经不调、子宫出血、乳腺炎、肾炎、肠炎、淋病、便秘等病症，具有很好的改善和保健作用。

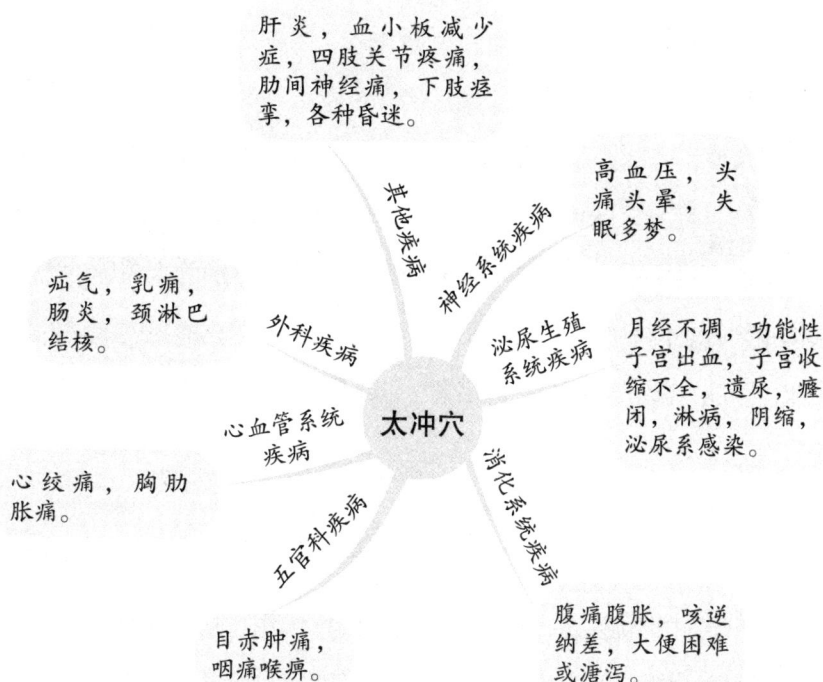

太冲穴功用

马丹阳太冲穴位解说

太冲足太趾，节后二寸中

这里说的是太冲穴的位置。太冲穴属肝经，位于足背第 1 趾和第 2 趾跖骨结合部的前面，距本节 2 寸。

动脉知生死，能医惊痫风

下有第一跖背动脉应手，可判断生死。太冲穴主治惊风、癫痫、中风等疾病。

古人说，有脉则生，无脉则死。"足三脉"通一身血脉，能决生死处百病。足上三脉为历代医家所注重，《脉诀汇辨》认为：足三脉为人生根本之所系，临诊之时不可不察。足三脉分别为太溪脉、太冲脉和冲阳脉。诊足胫后的太溪脉，能判断肾气强弱；诊足内踝后的太冲脉，则能判断肝气强弱；诊足背上的冲阳脉，则能判断胃气强弱。

咽喉并心胀，两足不能行

太冲穴对咽喉肿痛，心胁部胀痛有治疗作用。咽喉痛有 3 种，第一种是脾胃经的食物之火，就是说油炸煎烤食物吃多了，水喝少了，引起了食物之火消不了。第二种是情志之火，就是生气愤怒的时候，眼干口干，脸红，咽喉开始沙哑。第三种是熬夜之火，因熬夜皮肤出现干瘪皱纹，饮水不解渴，导致的上火。由于 3 种火原因不同，所以不能都用太冲穴来解决，太冲穴能解决的是第二种。"两足不能行"是由于中风、癫痫引起的走路颤颤巍巍，两脚没跟，按压太冲穴有一定的作用。

七疝偏坠肿，眼目似云朦

太冲穴对小肠疝气，睾丸偏坠痛，眼花、云翳、内障有治疗作用。疝气有两种，一种是先天不足，一种是抑郁引起的肝气郁结。在中医理论中，肝脏被赋予了"肝主疏泄"的重要功能。这意味着肝脏在人体中扮演着调节气血运行、保持情绪稳定的关键角色。太冲穴是肝气汇聚和疏散的枢纽。"眼目似云朦"就是眼睛好像被云蒙住了一样，白内障、青光眼、兔子眼、雾霾眼、近视眼、老花眼等都可以用眼科的奇穴——太冲穴。

亦能疗腰痛，针下有神功

太冲穴还能治疗腰痛。气滞则痛，气行则松。太冲穴是行气的第一要穴，是行气止痛的穴位。"针下有神功"说的是针下去就会有神奇的效验。

穴位妙用

疏肝解郁

太冲穴是肝经的原穴，也是肝经上的一个重要穴位。在中医理论中，原穴是经络气血运行的起点，具有调节相应脏腑功能的作用。因此，太冲穴在调节肝气方面具有独特的作用。

通过按摩太冲穴，可以有效地促进肝气的流通和疏散。当肝气郁结时，可能导致胸闷、胁痛等症状，这些症状往往与情绪紧张、压力过大等因素有关。按摩太冲穴可以刺激肝经的气血运行，帮助肝气得以顺畅地流动，从而缓解这些不适症状。

按摩太冲穴的方法相对简单，可以用拇指或示指轻轻按压穴位，每次按压持续数秒，然后松开，重复数次。也可以采用旋转按摩的方式，以增加刺激效果。按摩时要注意力度适中，避免过度用力导致不适。

除按摩太冲穴外，还可以结合其他中医方法来进一步调理肝气。例如，可以尝试进行深呼吸、冥想等放松技巧，以减轻情绪压力，促进肝气的流通。保持良好的作息习惯、饮食均衡、适量运动等也有助于维护肝脏的健康功能。

调节血压

对于高血压患者来说，太冲穴是一个非常重要的保健穴位。经常按摩太冲穴可以有效地降低血压，缓解高血压带来的头晕、头痛等不适症状。

太冲穴具有疏肝理气、平肝熄风的功效。在中医理论中，高血压与肝脏的功能失调密切相关。

先找到太冲穴的位置，用大拇指或示指轻轻按压，以感觉到酸胀感为宜。然后，以顺时针方向旋转按摩约 5 ～ 10 分钟。每天可以进行多次按摩。

除按摩太冲穴外，高血压患者还可以结合其他保健措施来控制血压。例如，保持健康的饮食习惯，减少摄入高盐、高脂肪的食物；适量进行有氧运动，如散步、慢跑等；保持良好的心理状态，避免过度紧张和焦虑等。

需要注意的是，按摩太冲穴虽然对降低血压有一定的帮助，但并不能完全替代药物治疗。如果患者的血压持续升高或出现其他严重症状，应及时就医，并按医生的建议进行治疗。

缓解头痛

无论是紧张性头痛还是偏头痛，太冲穴都能发挥神奇的缓解作用。通过按摩太冲穴，可以促进头部血液循环，缓解头部紧张感，从而减轻头痛症状。

在治疗头痛方面，太冲穴的作用主要体现在以下几个方面：

促进头部血液循环：按摩太冲穴可以刺激局部的神经末梢，进而促进头部血液循环，增加血液供应，缓解头部缺血、缺氧的情况。

缓解头部紧张感：头痛常常伴随着头部肌肉的紧张和疼痛感，按摩太冲穴可以刺激神经末梢，放松头部肌肉，缓解头部紧张感。

调节情绪和压力：头痛有时与情绪和压力有关，按摩太冲穴可以刺激脾经和肝经，调节情绪和压力，从而减轻头痛症状。

改善睡眠

晚上躺在床上翻来覆去，却无法入睡，这或许是许多人都曾经历过的困扰。如果你也有这样的烦恼，不妨尝试一下按摩太冲穴的方法。

太冲穴被认为与身体的多个系统和器官有着密切的联系。通过按摩太冲穴，可以刺激相关的神经和经络，从而产生一系列积极的效果。

按摩太冲穴有助于舒缓神经。在快节奏的生活中，我们常常处于紧张和压力之下，这会导致神经过度兴奋，进而影响到睡眠的质量。按摩太冲穴能够通过刺激神经末梢，促进神经的放松，减少紧张感，从而为入睡创造一个更为宁静的环境。

按摩太冲穴有助于放松身心。在按摩的过程中，身体会释放出一种名为"内啡肽"的物质，它能够带来愉悦和放松的感觉。同时，按摩还能够促进血液循环，缓解肌肉的紧张和疲劳，使整个身体都得到舒展和放松。这种身心的放松状态，无疑会更容易让人进入梦乡。

长期坚持按摩太冲穴还能改善睡眠质量。研究表明，按摩太冲穴可以调整身体的生物钟，使其更符合自然的昼夜节律。这意味着按摩太冲穴不仅能够帮助你更快地入睡，还能够让你的睡眠更加深沉和持久。长期下来，你会发现，自己的睡眠质量得到了显著提升，白天的精力也会更加充沛。

自我取穴按摩法

首先，正坐垂足，曲左膝，把脚举起放在座椅上，举起左手，手掌朝下，放在脚背上，中指弯曲，中指的指尖所在的部位就是该穴；其次，用示指和中指的指尖从下往上垂直按揉，有胀、酸、痛感；最后，两侧穴位，先左后右，每次各揉按3～5分钟。

按摩该穴位，具有平肝、理血、通络之作用，能使头痛、眩晕、高血压、失眠、肝炎等症状都得到调理和缓解。

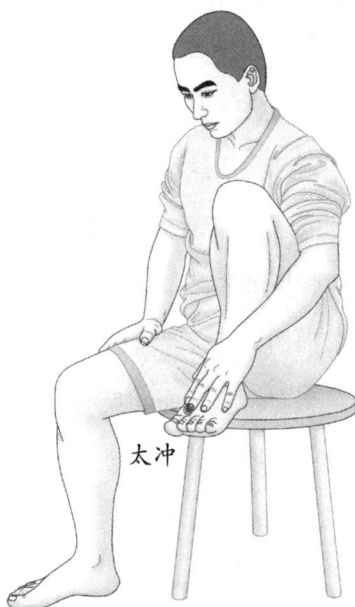

太冲

自我取穴的正确姿势

太冲穴按摩禁忌

妊娠期女性不宜按摩太冲穴。因为太冲穴位于足背侧，与子宫有一定的关联，按摩可能会刺激子宫，对胎儿造成不良影响。

月经期女性不宜按摩太冲穴。因为在月经期间，女性的身体较为敏感，按摩太冲穴可能会导致经血量增多或经期延长。

高血压患者不宜按摩太冲穴。按摩太冲穴可能会刺激血压升高，对高血压患者的健康不利。

心脏病患者不宜按摩太冲穴。按摩太冲穴可能会引起心脏负荷增加，对心脏病患者的健康产生负面影响。

该部位皮肤破损或有炎症不宜按摩太冲穴。按摩可能会加重皮肤炎症或感染，导致病情恶化。

骨折或关节损伤的患者不宜按摩太冲穴。按摩可能会加重骨折或关节损伤，延缓康复进程。

患有严重出血性疾病的患者不宜按摩太冲穴。按摩可能会刺激血管扩张，增加出血风险。

日常保健穴位分享

脚部穴位按摩是一种古老而有效的保健方法，它可以帮助我们保养内脏，提高身体的抵抗力。脚部有 3 个重要的穴位，分别是太溪穴、太冲穴和太白穴。这里分享太溪穴和太白穴的按摩保健方法，如下。

太溪穴

位置与操作：首先，正坐垂足，抬起一只脚放在另一条腿的膝盖

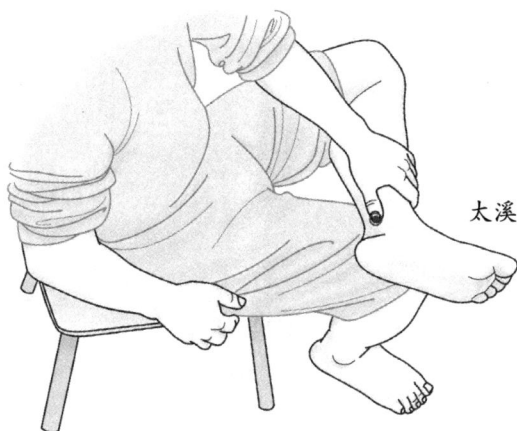

太溪

太溪穴位置

上；然后用另一侧的手轻握脚，四指放在脚背上，大拇指弯曲，从上往下刮按，有胀痛感（注意，不要用力过猛，尤其孕妇更要特别小心用力）；最后，左右脚上的穴位，每天早、晚各推按 1~3 分钟。

功能：

太溪穴位于内踝骨向后凹陷的位置，是肾经的原穴。它既能滋阴降火，又能培阳补肾，被认为是补肾的重要穴位之一。通过按摩此穴位，可以调理由肾阳虚引起的症状，如怕冷、四肢冰凉、头晕、胆小、易受惊吓等。它也可以缓解肾阴虚引起的慢性咽炎、心烦、失眠和牙痛等症状。对于肾气虚的人来说，如果无法确定是阳虚还是阴虚，按摩太溪穴可以起到调理的作用。

太白穴

位置与操作：太白穴位于脚内侧，大脚趾骨鼓起来的关节后下方凹陷处，也就是第 1 跖趾关节后下方的赤白肉际处。用拇指的指腹按揉太白穴，每次 5 ～ 10 分钟，可以辅助治疗呕吐、便秘。

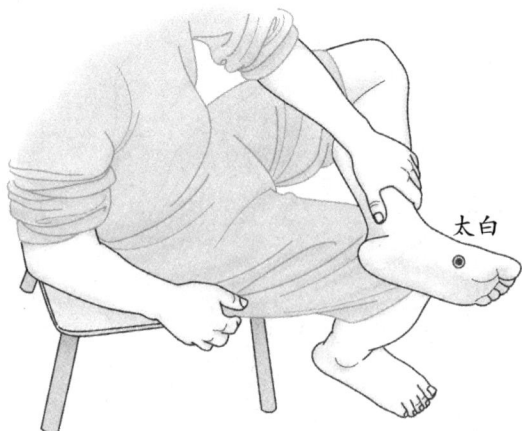

太白穴位置

功能： 这个穴位是脾经的原穴，具有健脾化湿、理气和理胃的功效。对于老年人来说，由于脾胃功能下降，常常会出现消化不良、胃痛、腹胀、拉肚子、便秘等症状。通过按摩太白穴，可以有效地调治这些症状，改善脾胃功能。

按摩太白穴还可以调理脸色发黄、乏力犯困、没有精神、食欲不振等症状。这些症状往往与脾胃功能不佳有关，而太白穴正是脾经的重要穴位之一，具有调节脾胃功能的作用。通过按摩太白穴，可以促进脾胃的消化吸收功能，提高身体的免疫力，从而改善这些症状。

学会按摩以上 3 个穴位，就可以经常给自己做足疗。中医讲"春夏养阳，秋冬养阴"，寒露节气正是调养阴经的关键期。而这 3 个穴位所在的肾、肝、脾 3 条经络都属于阴经，在对的时间按摩对的穴位，效果自然更加显著。

❀ 昆仑穴 ❀

昆仑足外踝，跟骨上边寻。转筋腰尻痛，暴喘满冲心。举步行不得，一动即呻吟。若欲求安乐，须于此穴针。

——《马丹阳天星十二穴治杂病歌》

中医解穴：昆仑穴

命名："昆仑"，广漠无垠的意思，指膀胱经的水湿之气在这里吸热上行。本穴物质是膀胱经经水的气化之物，性寒湿，由于足少阳、足阳明二经外散之热的作用，寒湿水气吸热后也上行并充斥于天

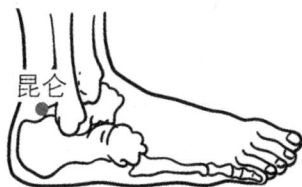

昆仑穴位置

部，穴中各个层次都有气血物质存在，就像广漠无垠的状态一样，所以名"昆仑"，也称"上昆仑穴"。

部位： 属足膀胱经经脉的穴位，在足外踝后 0.5 寸处，跟骨上的凹陷处。

功用：

1. 按摩这个穴位，具有消肿止痛、散热化气的作用。

2. 这个穴位对于腿足红肿、脚腕疼痛、脚踝疼痛、踝关节及周围软组织疾病等具有疗效。

3. 坚持按摩这个穴位，对女性卵巢、男性睾丸功能等疾患具有调理和改善作用。

4. 按摩这个穴位还能够缓解头痛、项强、目眩、肩痛、腰背痛、坐骨神经痛、关节炎等症状。

5. 此穴位对难产、胞衣（胎盘）不下、脚气、小儿搐搦等病证也有很好的疗效。

6. 配风池穴，治疗目眩。

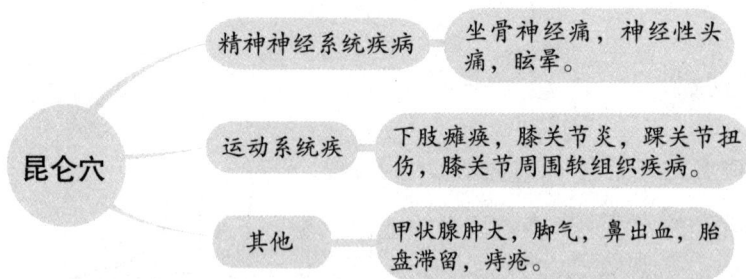

昆仑穴功用

马丹阳昆仑穴位解说

> 昆仑足外踝，跟骨上边寻

昆仑穴属足太阳膀胱经，位于跟骨上边外踝高点与跟腱之间的凹陷处。

> 转筋腰尻痛，暴喘满冲心

昆仑穴主治腰骶疼痛，足跟肿痛，转筋和突发的喘咳胸满，气上冲心。久坐腰疼、屁股疼，哮喘和气喘，昆仑穴可以发挥奇效。

> 举步行不得，一动即呻吟

主治脚不能走，难以迈步，又气喘吁吁。这里的"呻吟"说的是唉声叹气，痛又叫的声音不大，主要是肾气不足，所以找昆仑穴。如果叫的声音很大，那就是肝气有余，要找太冲穴了。

> 若欲求安乐，须于此穴针

人想要安乐，想要快乐就要多在昆仑穴上面搓和针按，因为这里可以引气归到脚踵下面去。

昆仑穴位妙用

治疗头痛

昆仑穴位于人体的特定位置，通过刺激或按摩昆仑穴，可以有效地缓解后枕部的疼痛症状。

除对后头痛有较好的治疗效果外，昆仑穴还可以对头顶疼痛和眼周疼痛产生一定的缓解作用。头顶疼痛常常与紧张和压力有关，而昆仑穴的刺激可以帮助放松头皮和颈部的肌肉，从而减轻头顶的疼痛感。

此外，昆仑穴还与眼部周围的疼痛有一定的关联。眼睛周围疼痛可能是由眼部疲劳、眼部炎症或其他眼部问题引起的。通过刺激昆仑穴，可以促进眼部血液循环，缓解眼部疲劳和炎症，从而减轻眼周疼痛的症状。

缓解腰背痛

因其所在经脉循行于背部，昆仑穴常用于治疗各种腰背疼痛。这个穴位位于人体的腰部，是中医理论中常用的治疗点之一。它被广泛应用于缓解和治疗各种与腰部相关的疼痛症状，包括腰肌劳损、腰椎间盘突出症及坐骨神经痛等。

昆仑穴的刺激可以通过针灸、按摩或其他手法来实现。当刺激昆仑穴时，可以促进气血的流通，舒缓肌肉紧张，减轻疼痛感。对于腰肌劳损引起的疼痛，昆仑穴的刺激可以帮助放松紧张的肌肉，缓解肌肉疲劳和酸痛感。它也有助于改善局部血液循环，加速受伤组织的修复过程。

对于腰椎间盘突出症患者来说，昆仑穴的刺激可以减轻腰椎间盘对神经根的压迫，缓解疼痛和麻木感。它还可以促进腰椎间盘周围的血液循环，提供营养供应，帮助腰椎间盘恢复健康状态。

对于坐骨神经痛患者，昆仑穴的刺激可以缓解神经痛的症状。坐骨神经痛通常由于坐骨神经受到压迫或损伤引起，而昆仑穴的刺激可以减轻神经炎症反应，缓解疼痛和不适感。

治疗颈项部疾病

昆仑穴具有调理颈部和肩部不适的作用，对于颈椎病及相关的颈项僵硬、疼痛等症状有着显著的疗效。

颈椎病是一种常见的疾病，其主要症状包括颈部僵硬、疼痛及活动受限等。通过刺激昆仑穴，可以促进颈部的血液循环，舒缓颈部肌肉的紧张状态，减轻颈椎病引起的不适感。

肩部不适常常与颈椎病相关联，因为颈椎的问题会导致肩部的肌肉紧张和疼痛。昆仑穴的刺激可以放松肩部的肌肉，改善肩部的血液循环，从而缓解肩部的不适症状。

此外，昆仑穴还适用于其他与颈部和肩部相关的疾病。例如，长期的不良姿势或过度使用颈部和肩部的肌肉可能导致颈部僵硬和疼痛。昆仑穴的刺激可以帮助调整颈部和肩部的肌肉平衡，缓解这些症状。

通经活络

昆仑穴不仅可以疏通经络，还能消肿止痛，对于因经络阻滞引起的局部肿胀和疼痛问题，昆仑穴都有一定的改善作用。

昆仑穴的疏通经络功效是其最为显著的特点之一。在中医理论中，经络是人体内

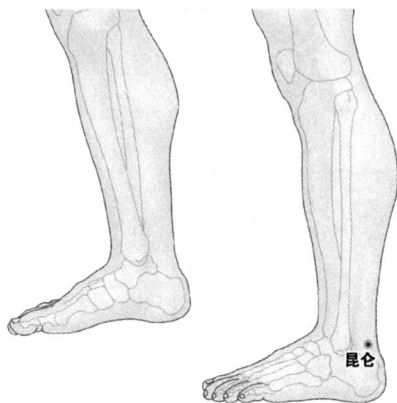

昆仑穴位置

部的一种重要通道，负责输送气血、调节阴阳平衡。然而，由于各种原因，如情绪波动、饮食不当、生活习惯不良等，经络可能会受到阻滞，导致气血运行不畅，进而引发各种健康问题。昆仑穴正好位于经络的关键节点上，通过刺激该穴位，可以有效地促进经络的畅通，使气血得以顺畅流动，从而维护身体的健康状态。

昆仑穴还具有消肿止痛的功效。当经络阻滞时，局部可能会出现肿胀和疼痛的症状。这是因为阻滞导致气血无法顺利到达该部位，使局部组织得不到充足的营养和氧气供应，同时代谢废物也无法及时排出，从而引发炎症反应和疼痛感。昆仑穴的刺激可以通过调整气血的流动，促进局部组织的新陈代谢，加速废物的排出，减轻炎症反应，从而达到消肿止痛的效果。

需要注意的是，虽然昆仑穴具有疏通经络、消肿止痛的功效，但它并非万能的。对于一些严重的疾病或症状，单纯依靠昆仑穴可能无法完全解决问题。因此，在使用昆仑穴进行治疗时，还需要结合其他

中医手段，如针灸、推拿、中药等，进行综合调理。同时，也需要遵循医生的建议和指导，以确保治疗的安全性和有效性。

通阳解表

作为膀胱经上的经穴，昆仑穴具有独特的功能和作用。它能够帮助发散体表的邪气，对于感冒初期的症状，如头痛、鼻塞等，有一定的辅助治疗作用。

首先，让我们来了解一下膀胱经。膀胱经是中医学中的一个经络系统，贯穿全身，与多个器官和组织相连。它的主要功能是调节水液代谢和排泄，维持身体的水平衡。昆仑穴正是位于膀胱经上的一个重要穴位。

昆仑穴是膀胱经上的第一个穴位，也是膀胱经的起点。由于膀胱经与头部、颈部、背部、腰部等多个区域有联系，因此昆仑穴的刺激可以影响到这些区域的功能。

昆仑穴的独特之处在于它能够帮助发散体表的邪气。在中医理论中，邪气是指导致疾病的一种不良因素，它可以从外界侵袭人体，也可以由内部产生。当邪气侵袭人体后，它会在体内游走，导致各种症状的出现。昆仑穴的刺激可以通过调节膀胱经的功能，促进邪气的排出，从而缓解相关症状。

对于感冒初期的症状，如头痛、鼻塞等，昆仑穴的辅助治疗作用尤为明显。感冒是由病毒引起的呼吸道疾病，常见症状包括头痛、鼻塞、咳嗽、发热等。昆仑穴的刺激可以通过调节膀胱经的功能，促进体内的气血循环，增强机体的抵抗力，从而缓解感冒症状。

除对感冒症状的辅助治疗作用外，昆仑穴还有其他一些益处。例如，它可以缓解腰背疼痛、改善睡眠质量、调节情绪等。因此，在日常生活中，我们可以通过按摩昆仑穴来促进身体健康。

舒筋安神

昆仑穴位于足部内侧，是中医经络学中的一个重要穴位。它属于足少阴肾经，与人体的多个系统和器官有着密切的联系。因此，通过对昆仑穴的按摩，可以对人体产生多方面的积极影响。

按摩昆仑穴有助于舒缓肌肉紧张。在现代生活中，由于长时间站立、久坐或不正确的姿势，很多人会出现肌肉紧张的情况，特别是腿部和足部的肌肉。昆仑穴正好位于足部，通过对其按摩，可以直接刺激到这些紧张的肌肉，帮助它们放松，从而缓解肌肉紧张的症状。

按摩昆仑穴有助于减轻疲劳。昆仑穴与肾经相连，而肾在中医理论中被认为是"先天之本"，与人体的精力和活力密切相关。当人体感到疲劳时，往往是因为肾气不足。通过对昆仑穴的按摩，可以刺激肾经，增强肾气，从而帮助身体恢复活力，减轻疲劳感。

按摩昆仑穴在一定程度上还有安神助眠的效果。在中医理论中，心主神明，而肾藏精，心肾相交则心神得安。昆仑穴作为肾经的重要穴位，按摩该穴可以调和心肾，使心神安宁，从而有助于改善睡眠质量，达到安神助眠的效果。

强腰健膝

对于长期坐着或保持同一姿势的人群，如办公室白领、司机等，常常会出现腰部酸痛、膝部无力等症状。这些不适症状往往与长时间保持固定姿势有关，导致腰部和膝部的肌肉疲劳和紧张。按摩昆仑穴能够有效缓解这些不适症状，并增强腰部和膝部的力量。

按摩昆仑穴可以采用手指按压或轻轻揉捏的方式，每次按摩约10～15分钟，每天可以进行多次按摩。在按摩时，应注意力度适中，避免用力过猛造成不适。此外，还可以结合适当的腰部和膝部的运动，如伸展、扭转等，以增强肌肉的灵活性和力量。

除按摩昆仑穴外，还有其他一些方法可以缓解腰部和膝部的不适症状。例如，保持良好的坐姿和站姿，避免长时间保持同一姿势；定期进行适量的运动，如散步、游泳等，以增强腰部和膝部的肌肉力量；合理安排工作和休息时间，避免过度劳累等。

调理月经

在中医理论中，昆仑穴被认为具有调理月经的作用，常用于治疗月经不调、痛经等妇科病症。

按摩昆仑穴能够促进血液循环和调节内分泌，从而达到调理月经的作用。当女性出现月经不调或痛经等症状时，按摩昆仑穴可以缓解疼痛和促进经血排出。这是因为昆仑穴与子宫和卵巢有着密切的联系，通过刺激昆仑穴可以调节子宫和卵巢的功能，从而改善月经问题。

按摩昆仑穴的方法也很简单，可以用拇指或示指轻轻按压昆仑穴，每次按摩约1～2分钟，每天可以进行多次按摩。此外，还可以使用热敷或艾灸等方法来刺激昆仑穴，增强其调理月经的效果。

需要注意的是，按摩昆仑穴虽然可以缓解月经问题，但并不能替代医生的诊断和治疗。如果月经问题严重或持续存在，建议及时就医，接受专业的诊断和治疗。

自我取穴按摩法

首先，正坐垂足，将要按摩的脚稍向斜后方移至身体一侧，脚跟抬起；用同侧的手，四指在下，掌心朝上，扶住脚跟底部；其次，大拇指弯曲，用指腹从上往下轻轻压按，会有非常疼痛的感觉；最后，开始的时候不要用大力，每次左右两侧穴位各刮按 1 ~ 3 分钟，也可以两侧穴位同时刮按；孕妇忌用力刮按。

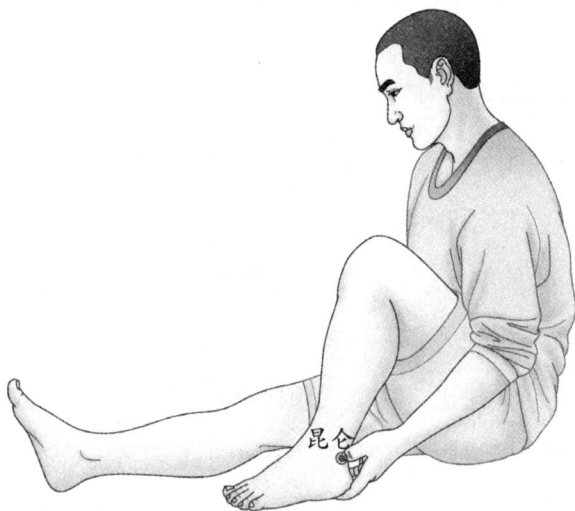

自我取穴的正确姿势

按摩禁忌

孕妇在妊娠期间应避免按摩昆仑穴，因为按摩可能会刺激子宫，导致不良后果。

女性在月经期间也应避免按摩昆仑穴，以免影响正常的月经周期。

如果昆仑穴周围的皮肤有破损、感染或炎症等情况，应避免按摩，以免加重病情或引发感染。

高血压患者在血压不稳定的情况下不宜进行昆仑穴按摩，因为按摩可能会引起血压波动。

患有出血性疾病（如血友病、血小板减少症等）的人群应避免按摩昆仑穴，以免加重出血倾向。

对于严重心脏病患者来说，昆仑穴按摩可能会增加心脏负担，因此应避免。

在急性疾病发作期间，如感冒发热、急性胃肠炎等情况下，不宜进行昆仑穴按摩。

在身体疲劳过度或饥饿状态下进行昆仑穴按摩可能会导致身体不适，因此应避免。

对于精神疾病患者来说，昆仑穴按摩可能会刺激神经系统，导致病情加重，因此应避免。

日常保健穴位分享

在探讨如何养护肾脏健康时，许多人可能会好奇是否存在通过按摩经络来达到养肾效果的方法。实际上，中医理论中确实包含了这样的方法，其中最简单直接的就是通过对特定穴位的按摩来促进肾脏健康。

肾经是人体 12 条主要经络之一，与肾脏功能紧密相关。通过揉搓肾经，可以促进气血流通，从而达到养肾的目的。在这个过程中，有两个特别的穴位值得我们注意，那就是京门穴和复溜穴。

京门穴

位置与操作：位于侧腰部，具体位置是在章门穴后 1.8 寸，当第十二肋骨游离端的下方。举臂，吸气，从腋后线的肋弓软骨缘下方向后触及的骨骼游离端，在这个游离端下方即为京门穴。用拇指指腹按揉京门穴，每次 1 ～ 3 分钟，可以改善腰痛、泄泻等。

功能：京门穴主治腹胀，腹痛，肠鸣，泄泻，腰痛，及肾炎等症状。在操作时，应注意力度和深度，以避免不必要的伤害，特别是针刺和艾灸应由有经验的医师进行。

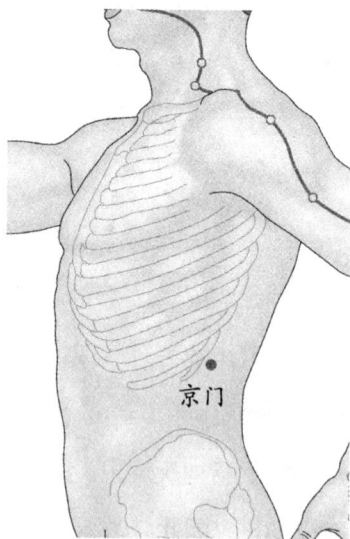

京门

京门穴位置

复溜穴

位置与操作：复溜穴位于小腿里侧，脚踝内侧中央上二指宽处，胫骨与跟腱间（或太溪穴直上 2 寸，跟腱的前方）。首先，正坐垂足，将一只脚抬起，放在另一侧的膝盖上，跷起；然后以另一侧的手轻握脚，四指放在脚背，大拇指的指腹从下往上推揉穴位，有酸痛

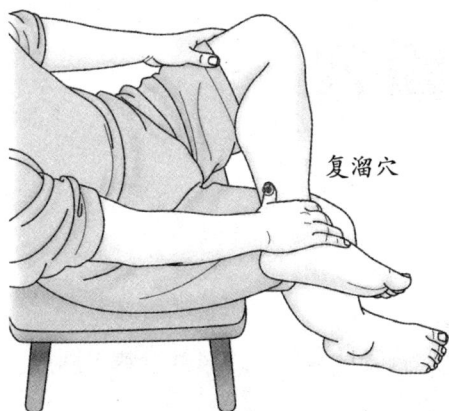

复溜穴

复溜穴位置

感；最后，左右两脚上的穴位，每天早、晚各推揉1~3分钟。

功能： 按摩这个穴位，具有补肾益气的作用，对泄泻、肠鸣、水肿、腹胀、腿肿、足痿、盗汗、身热无汗、腰脊强痛等症状，具有缓解、改善的作用；坚持按压这个穴位，还能够有效改善肾炎、神经衰弱、记忆力减退、手脚冰冷、手脚浮肿等症状。

环跳穴

> 环跳在髀枢，侧卧屈足取。折腰莫能顾，冷风并湿痹。腿胯连腨痛，转侧重唏嘘。若人针灸后，顷刻病消除。
>
> ——《马丹阳天星十二穴治杂病歌》

中医解穴：环跳穴

命名："环"，一种圆形而中间有孔的玉器，或者一串连环中的某一节，这里指穴内物质为天部肺金特性的凉湿之气；"跳"，跳动的意思，为阳之健，这里指穴内阳气旺盛；"环跳"的

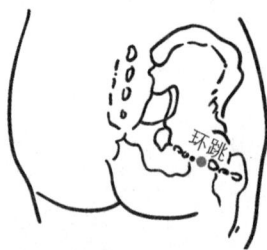
环跳穴位置

意思是指胆经水湿在这里大量气化为天部阳气。本穴物质为肩髎穴传来的地部水湿，到达本穴后，水湿渗入穴内丰满的肌肉中并气化为天部的阳气，穴内阳气旺盛，所以名"环跳"，也称"膑骨""髋

骨" "分中" "环各" "髀枢" "髀厌"。

部位：属足胆经经脉的穴位，在人体的股外侧部，侧卧屈股。位于股骨大转子最凸点与骶管裂孔连线的外 1/3 与中 1/3 的交点处。

功用

1.这个穴位对腰痛、背痛、腿痛、坐骨神经痛等疾病具有特效。

2.坚持按摩这个穴位，对下肢麻痹、腰部肌炎、大腿肌炎、膝部肌炎、风疹、脚气等症状，具有很好的调理、改善、医治和保健作用。

运动系统疾病 —— 坐骨神经痛，下肢麻痹，脑血管病后遗症，腰腿痛，髋关节及周围软组织疾病，脚气。

环跳穴

其他 —— 感冒，神经衰弱，风疹，湿疹。

环跳穴功用

马丹阳环跳穴位解说

> 环跳在髀枢，侧卧屈足取

这句话说的是环跳穴的位置，环跳穴属足少阳胆经，位于臀部，侧卧屈膝，股骨大转子高点至骶管裂孔连线的外 1/3 和内 2/3 交点处。古籍有"合谷对太冲，环跳对肩髃"的说法。躯干和手的连接点是肩髃，躯干跟脚的连接点就是环跳穴。如果有足部的肌肉萎缩或者中风后腿脚无力的情况，必选环跳穴来治疗。"侧卧"说明环跳穴在侧面，"屈足"说明此穴有助于足的屈伸。

> 折腰莫能顾，冷风并湿痹

本穴主治腰痛不能弯以及由于风寒湿侵袭而形成的痹证。很多患者描述的腰痛位置，实际上并不完全在传统意义上的腰部，而是更接近于臀部。疼痛的时候，几乎不能转身。

> 腿胯连腨痛，转侧重唏嘘

腰胯牵连腓肠肌疼痛，活动加重。如果患者疼痛呻吟，那就应该取穴昆仑，如果是疼痛唏嘘，那就应该找环跳穴了。

> 若人针灸后，顷刻病消除

针灸环跳穴后，疼痛即刻可以缓解。环跳穴与足三阳经有着极为密切的关系，针刺环跳能疏通三经之气血，治疗足三阳经脉所过之病变，使之达到"通则不痛"的目的。

穴位妙用

疏通经络，活血止痛

环跳穴是人体下肢的一个重要穴位，它位于臀部，是连接上下肢体的枢纽。经常刺激环跳穴可以活络下肢气血，达到通经活络的功效，对于改善下肢疾病具有重要作用。

环跳穴主要用于改善腰胯疼痛、挫闪腰痛、半身不遂、坐骨神经痛、下肢麻痹、行动不良等症状。通过刺激环跳穴，可以促进血液循环，具有消肿、纤腰、瘦臂、瘦腿等功效。

环跳穴是连接上下肢体的重要穴位，腰腿痛、麻痹、瘫痪等问题大多能在这个穴位找到对治的方法。通过适当的按摩和刺激，可以缓解疼痛，促进血液循环，改善症状。

缓解便秘

环跳穴对于便秘问题的疗效尤为显著。这是因为环跳穴位于人体的特定位置，其功能和作用类似于弓箭中的弓弦中部，具有强大的发功威力。当人们用两手空握拳轻轻叩打环跳穴时，这种刺激能够产生类似"一石激起千层浪"的效果，迅速激发穴位的潜能。

随着空拳叩打环跳穴的动作，这种刺激会沿着特定的经络感传路径向上传导，最终到达胆囊区域。胆囊是人体重要的消化器官之一，它负责分泌胆汁，帮助胃部进行食物的消化和吸收。当环跳穴的刺激传导到胆囊时，它能够促使胆囊源源不断地激发胆汁的产生，从而满足胃部消化的需要。

消化系统的正常运作对于维持身体健康至关重要。当消化系统的功能得到改善，食物在肠胃中能够顺利地被分解和吸收。这不仅有助于提高营养物质的利用率，还能够促进肠胃蠕动，使食物残渣顺畅地通过肠道，最终从大肠排出体外。

通过叩打环跳穴，可以有效地促进消化系统的正常运作，缓解便秘等消化问题。这种方法简单易行，不需要特殊的器械或药物，只需用双手轻轻叩打环跳穴即可。当然，在使用这种方法之前，建议先咨询专业医生的意见，以确保治疗的安全性和有效性。

益气温阳、强腰益肾

在阳气升发起用的过程中，胆起着关键的作用，它是阳气升发的关口。当胆气上升时，阳气也会随之上升，这有助于促进气化功能，促使营血再生，从而达到阴阳平衡，恢复机体自稳系统的平衡状态。

当经络的正常生理功能发生障碍时，外则皮、肉、筋、脉、骨失养不用，内则五脏不荣，六腑不运，气血失调，不能正常地发挥营内卫外的生理作用，则百病由此而生。因此，疏通经气对于抵御病邪具有至关重要的作用。

坚持艾灸环跳穴可以通过经络连接内外之功能来调节胆府升发阳气的功能，从而使阳气达至五脏六腑而起用。当五脏六腑都处于安和状态时，就有助于改善感冒、神经衰弱、风疹、湿疹、脚气等问题。

缓解疼痛

通过按摩或针灸刺激环跳穴，可以有效地缓解腰部、臀部和下肢的疼痛。

腰部疼痛是一种常见的症状，可能由多种原因引起，如肌肉劳损、腰椎间盘突出症等。通过按摩或针灸刺激环跳穴，可以促进局部血液循环，舒缓肌肉紧张，从而减轻腰部疼痛。

臀部疼痛常常与坐骨神经痛相关，这是一种由于坐骨神经受到压迫或损伤而引起的疼痛症状。环跳穴位于臀部附近，通过刺激该穴位，可以减轻坐骨神经的压迫，缓解臀部疼痛。

下肢疼痛可能由多种原因引起，如关节炎、肌肉拉伤等。通过按摩或针灸刺激环跳穴，可以促进下肢血液循环，舒缓肌肉紧张，减轻下肢疼痛。

特别是对于坐骨神经痛和腰椎间盘突出症等引起的疼痛，环跳穴的刺激可以起到很好的缓解作用。坐骨神经痛是由于坐骨神经受到压迫或损伤而引起的疼痛症状，常常表现为臀部、腿部的剧烈疼痛。腰椎间盘突出症是指腰椎间盘向后突出，压迫到脊髓或神经根，引起腰痛、下肢疼痛等症状。通过刺激环跳穴，可以减轻坐骨神经和腰椎的压迫，缓解相关疼痛症状。

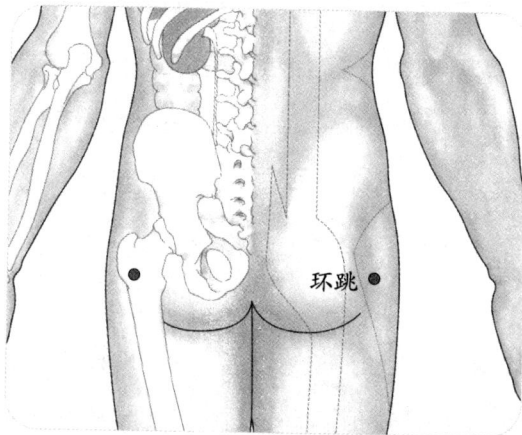

环跳穴位置

改善循环

在中医理论中，穴位是人体经络上的重要节点，通过刺激这些穴位，可以调节人体的气血运行，从而达到治疗疾病的目的。

当我们通过针灸、按摩或者拔罐等方法对环跳穴进行刺激时，可以有效地促进下肢的血液循环。这种刺激能够使血管扩张，血流速度加快，从而使更多的氧气和营养物质被输送到下肢的各个部位。这样不仅能够改善下肢的供血情况，还能够增强下肢肌肉的力量和耐力。

由于血液循环的改善，下肢的新陈代谢也会得到提升。这意味着身体能够更有效地排除下肢产生的废物和毒素，进一步减轻下肢的疲劳感。对于经常出现浮肿的下肢，通过刺激环跳穴，还可以帮助身体更好地调节水分平衡，从而缓解浮肿的症状。

调节内分泌

环跳穴不仅在针灸和推拿等治疗手段中占据着举足轻重的地位，而且与人体的内分泌系统存在着千丝万缕的联系。这种联系并非空穴来风，而是有其深厚的医学基础和临床实践作为支撑。

我们需要先了解内分泌系统的功能。内分泌系统是由多个腺体组成的，这些腺体分泌的荷尔蒙（激素）通过血液循环到达身体的各个部位，调节和控制身体的许多重要功能，如生长发育、新陈代谢、性功能、情绪等。当内分泌系统出现失衡时，就可能导致一系列健康问题。

环跳穴的刺激可以通过多种方式实现，如针灸、按摩、拔罐等。当对这个穴位进行适当的刺激时，可以产生一种生物电信号，这种信号沿着经络传导，最终影响到内分泌腺体的活性。这种影响可能是直接的，也可能是间接的，但最终的结果都是促使内分泌系统向平衡状态调整。

具体来说，对于女性常见的内分泌失调问题，如月经不调，环跳穴的刺激可以帮助调整卵巢的功能，促进雌激素和孕激素等性激素的平衡分泌，从而有助于月经周期的规律化。对于更年期综合征的女性，由于这一时期激素水平波动较大，通过刺激环跳穴，可以帮助平稳激素水平，减轻潮热、盗汗、情绪波动等症状。

环跳穴的刺激还可能对其他由内分泌失调引起的问题有所帮助，如失眠、焦虑、肥胖等。这些症状往往与肾上腺皮质激素、甲状腺激素等其他激素的不平衡有关，而环跳穴的刺激可以在一定程度上帮助调整这些激素的水平，从而改善相关症状。

失眠

在中医理论中，心火旺盛和肝郁气滞是导致失眠的常见原因之一。心火旺盛指的是心脏功能亢进，导致情绪烦躁、心神不宁等症状。肝郁气滞则是由于情绪不畅、压力过大等原因导致的肝脏气血运行不畅，进而影响到睡眠。

针对这些问题，刺激环跳穴可以发挥很好的疗效。针灸是一种常用的刺激方法，通过在环跳穴上插入银针，调节经络气血的流动，以达到平衡心火、舒缓肝郁的效果。此外，按摩也是一种有效的刺激方式，可以通过按摩环跳穴来促进气血的循环，缓解失眠症状。

除了针灸和按摩，还有其他一些方法可以刺激环跳穴，如拔罐、刮痧等。这些方法都可以促进气血的流通，帮助患者改善睡眠质量。

需要注意的是，刺激环跳穴的方法应该由专业的中医师进行操作，以确保治疗的安全性和有效性。

神经衰弱

环跳穴的主要功效在于调节神经系统的功能。神经系统是人体的一个复杂系统，负责接收、处理和传递信息，控制身体的许多功能。当神经系统出现问题时，可能会导致一系列的身体症状，如头晕、乏力、记忆力减退等。这些症状往往是由于神经衰弱引起的，而神经衰弱可能是由于长时间的精神压力、过度劳累、睡眠不足等原因导致的。

针对这些症状，刺激环跳穴可以发挥很好的改善作用。通过针灸、按摩等方法，可以有效地刺激环跳穴，从而调节神经系统的功能，帮助患者恢复精力。针灸是一种传统的中医疗法，通过在特定的穴位插入银针，来调整人体的气血流动，从而达到治疗的目的。按摩则是通过手法的按压、揉捏等动作，刺激穴位，促进气血循环，缓解疲劳和紧张。

高血压

在中医理论中，肝主疏泄，负责调节全身气机，阳气则是推动生命活动的动力。当肝气郁结或阳气过盛时，就会导致血压升高。环跳穴的刺激可以调和肝气，使肝气舒畅，从而达到平肝潜阳的效果，有助于降低血压。

针灸是调整人体气血、阴阳平衡的治疗方法。通过对环跳穴进行针灸刺激，可以有效地调节肝气，降低血压。此外，按摩也是一种常见的刺激环跳穴的方法，通过用手指按压或揉捏环跳穴，同样可以达到平肝潜阳的效果。

高血压病患者常常伴随着头痛、眩晕等不适症状，这些症状往往是由血压升高引起的。通过对环跳穴的刺激，可以促进气血流通，调整阴阳平衡，从而帮助高血压病患者降低血压，减轻头痛、眩晕等症状。

需要注意的是，在进行任何治疗方法之前，患者应该咨询专业医生的意见，以确保治疗的安全性和有效性。

颈椎病

环跳穴被认为是治疗颈椎病的有效穴位之一。颈椎病是一种常见的疾病，主要由于颈椎受到长期的不良姿势、劳损或外伤等因素引起。常见症状包括颈部疼痛、僵硬、活动受限等，严重时还可能伴随头晕、头痛、肩背酸痛等症状。

通过刺激环跳穴，可以调节颈椎周围的气血运行，促进血液循环，缓解颈部疼痛和僵硬感。针灸是通过在穴位上插入银针，以刺激穴位的神经末梢和经络，从而达到调整身体功能的目的。按摩则是通过手法的按压、揉捏等动作，刺激穴位，促进气血流通，舒缓肌肉紧张。

除了针灸和按摩，还有其他一些方法可以刺激环跳穴，如拔罐、艾灸等。拔罐是一种通过在穴位上放置罐子，形成负压，以促进血液循环和淋巴排毒的方法。艾灸则是将艾草燃烧后，将热力传导到穴位上，以起到温通经络、活血化瘀的作用。

下肢痿痹

坐骨神经在向下肢后方行进之前，需要从梨状肌下孔穿出。因此，如果梨状肌的张力异常，就非常容易导致坐骨神经受到卡压，从而引起下肢痿痹。

环跳穴向下投影的位置位于坐骨结节与股骨大转子连线的中点稍内侧。在这个位置，坐骨神经的内侧有股后皮神经、臀下神经，以及血管和阴部神经、血管等结构。一旦这些神经受到压迫，就极有可能引发下肢痿痹。闭孔内肌腱及其上下方的上下肌也都由骶丛的肌支支配。这意味着，这些肌肉的运动和功能都受到骶丛神经的调控。因此，如果骶丛神经受到损伤或压迫，就可能影响到这些肌肉的正常功能，进而导致相应的症状出现。

风疹

环跳穴属于足少阳胆经的一部分，这条经络在中医学中有着重要的地位。环跳穴的主要功能包括疏散少阳风热、和营止痒。

在中医理论中，少阳风热是指由于外邪侵入人体，导致少阳经络受阻，从而引发的一系列症状，如头痛、发热、咳嗽等。环跳穴作为足少阳胆经上的一个重要穴位，可以通过刺激来帮助疏通经络，从而达到疏散少阳风热的效果。

和营止痒中的"营"指的是人体的营养，而"痒"则是指皮肤上的瘙痒感觉。中医认为，瘙痒往往是由于体内的湿热或者风热所致。环跳穴通过其特殊的经络位置和功能，可以帮助调和体内的营养，从而达到止痒的效果。

在实际的治疗中，环跳穴常常与其他穴位配合使用。例如，与内关穴、曲池穴、血海穴、阳溪穴等穴位结合，可以治疗遍身风疹。这些穴位各自有其特定的功能和作用，但当它们联合使用时，可以产生协同效应，从而更有效地治疗疾病。

自我取穴按摩法

首先，自然站立（或者侧卧，伸下足，屈上足）；其次，把同侧的手叉在腿臀上，四指在前，用大拇指的指腹稍用力按摩穴位，有酸痛感，用力按压时下肢还有酸麻感；最后，先左后右，两侧穴位每次各按压 3 ~ 5 分钟。也可以先按健侧，再按患侧。

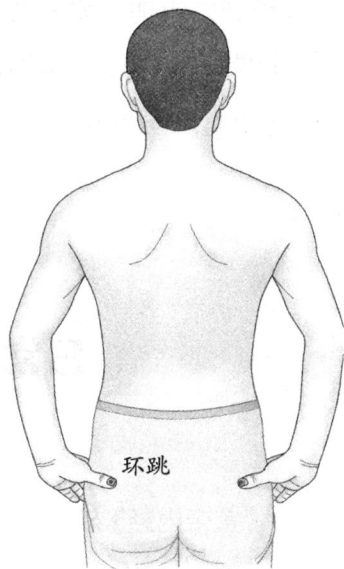

自我取穴的正确姿势

按摩禁忌

环跳穴位于臀部，按摩时可能会对胎儿产生不良影响，因此孕妇应避免进行环跳穴按摩。

环跳穴按摩可能会刺激神经系统，导致血压升高，因此高血压患者在进行按摩前应咨询医生并谨慎使用。

环跳穴按摩可能会增加心脏负担，对于心脏病患者来说，按摩前应咨询医生并谨慎使用。

环跳穴按摩可能会对骨骼系统产生影响，对于骨折或骨质疏松患者来说，按摩可能会导致进一步损伤，因此应避免使用。

如果环跳穴周围的皮肤有破损或感染，按摩可能会导致感染扩散或加重症状，因此应避免使用。

如果正处于急性疼痛期，如腰椎间盘突出症等，环跳穴按摩可能会加重疼痛，因此应避免使用。

日常保健穴位分享

《黄帝内经》认为，串连穴位之"经络"，内连脏腑、外络肢节，任何一条经络阻塞不顺，都会影响到脏腑机能的运作，反之，五脏六腑的病变或机能低下，也将会导致经络堵塞，造成四肢肥大、臃肿的问题。最好的预防方法就是平时多活动、多走路，多锻炼臀部，及时疏通经络。通过科学合理的穴位按摩，可以促进肌肉活动，加快血液循环、脂肪消耗，还会增大能量消耗，促进肠胃代谢功能，减少对营养物质的吸收，因而达到减肥提臀的效果。

　　简单按摩也是快速美臀的捷径，想要拥有丰满健美的臀部，就应持之以恒地按摩环跳穴、承扶穴。

承扶穴

　　位置与操作：承扶穴是人体足太阳膀胱经上的主要穴位之一，位于臀部下缘线正中央位置，左右各有一个，如果手指用力压下去会感觉碰到骨头，那就说明你找对穴位了。按揉时，由于肌肉受到刺激会变得紧张起来，从而使松弛的肌肉恢复弹性和活力，可以防止臀部下垂，也有阻断赘肉堆积的效果。

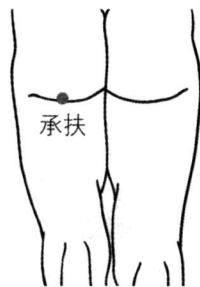

承扶穴位置

　　具体说来，在按摩承扶穴时，首先，可将背部挺直，收紧臀部，慢慢吸气，用拇指以外的四指按揉承扶穴，往上按压 6 秒左右，将气吐出，如此重复 10 次。每天早、晚各做 10 次。

　　功能：按摩力度可稍强些，通过强制刺激对减少脂肪堆积有益，只要按摩完就会有轻微抬高臀部的感觉。还可以经常用双手五指揉捏大腿后侧肌群，并以手掌自上而下反复揉压臀部肌肉，久之，也能收到变肥臀为美臀之良效。

🏵 阳陵泉穴 🏵

> 阳陵居膝下，外膁一寸中。膝肿并麻木，冷痹及偏风。举足不能起，坐卧似衰翁。针入六分止，神功妙不同。
>
> ——《马丹阳天星十二穴治杂病歌》

中医解穴：阳陵泉穴

命名：阳陵泉穴别名"阳陵"，位于小腿部，是足少阳胆经的重要穴位，是胆经合穴，八会穴之筋会。"阳"，指外侧；"陵"，指高处；"泉"，指凹陷处。

阳陵泉 •

部分：本穴位于膝下外侧，当腓骨小头前凹陷处，故名阳陵泉穴。

阳陵泉穴位置

功用：阳陵泉穴具有疏肝利胆、舒筋活络的功效，通过针刺操作可治疗胆绞痛、踝关节扭伤、落枕、肩周炎等病证。

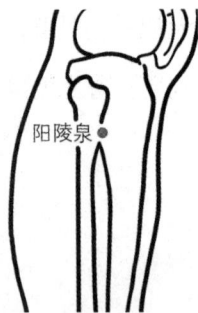

```
                          ┌─────────────────────────┐
              运动系统疾病 │ 膝关节炎及周围软组织疾     │
                          │ 病，下肢瘫痪，踝扭伤，     │
                          │ 肩周炎，落枕，腰扭伤，     │
                          │ 臀部肌内注射后疼痛。       │
 阳陵                     └─────────────────────────┘
 泉穴         消化系统疾病 ┌─────────────────────────┐
                          │ 肝炎，胆结石，胆绞痛，胆   │
                          │ 道蛔虫症，习惯性便秘。     │
                          └─────────────────────────┘
              其他        ┌─────────────────────────┐
                          │ 高血压，肋间神经痛。       │
                          └─────────────────────────┘
```

阳陵泉穴功用

马丹阳阳陵泉穴位解说

阳陵居膝下，外臁一寸中

这里说的是阳陵泉穴的位置，阳陵泉穴属胆经，位于膝盖的外侧，腓骨小头前下缘凹陷中。"臁"就是小腿，阳陵泉在膝盖附近小腿外侧。经络所在之处就是主治所在，经络所过之处，就是主治所及之处。所以，对于膝盖痛，外侧痛就取阳陵泉穴。如果是内侧痛就取阴陵泉穴，如果是膝盖上面痛就是血海穴和梁丘穴。

膝肿并麻木，冷痹及偏风

阳陵泉主治膝关节肿痛、麻木，还有由于风冷痹证引起的下肢疼痛沉重等。膝盖肿胀麻木，受凉以后又痹痛，偏风，还有瘙痒等，就可以找阳陵泉穴治疗。

> 举足不能起,坐卧似衰翁

阳陵泉穴还治疗步履艰难,坐卧好似衰弱的老翁这样的症状。患者可以自己拍打阳陵泉穴,也可以晒背,或者练习"踇趾桩"和"金鸡独立",当阳陵泉穴出现变热和饱满的时候就可以了。

> 针入六分止,神功妙不同

针刺阳陵泉穴 6 分,功效神妙。

穴位妙用

调节肝经功能

阳陵泉穴,作为肝经上的重要穴位之一,具有调节肝经功能的独特作用。通过刺激这一穴位,可以有效地促进肝脏的血液循环,进而有助于改善肝功能不良、肝气郁结等问题。

阳陵泉穴所在的位置使得它成为肝经上的关键节点,与肝脏的功能紧密相连。在中医理论中,肝主疏泄,负责调节全身的气血运行。阳陵泉穴正是通过调节肝经的功能,来达到促进肝脏血液循环的目的。

刺激阳陵泉穴可以有效地改善肝功能不良的问题。肝功能不良通常表现为肝脏代谢能力下降、解毒能力减弱等。通过刺激阳陵泉穴，可以促进肝脏的血液循环，增强肝脏的代谢和解毒能力，从而改善肝功能不良的状况。

此外，阳陵泉穴还有助于解决肝气郁结的问题。肝气郁结是中医常见的一种病理状态，主要表现为情绪低落、胸闷不舒等症状。通过刺激阳陵泉穴，可以疏通肝经，缓解肝气的郁结，使患者的情绪得到舒缓，胸闷不舒的症状得到改善。

缓解肝胆疾病症状

在中医理论中，肝胆系统是人体的重要器官系统之一，负责调节人体的气血、消化、排毒等功能。

当肝胆系统出现问题时，如肝胆疾病引起的疼痛、消化不良、胆囊炎等症状，都可以通过刺激阳陵泉穴来缓解。这种刺激可以是按摩，也可以是针灸。按摩是通过手部的力度和技巧，对阳陵泉穴进行按压和摩擦，以达到刺激穴位的效果；针灸则是通过将银针插入穴位，通过针的刺激来达到效果。

无论是按摩还是针灸，其目的都是通过刺激阳陵泉穴，来调整肝胆系统的气血运行，改善其功能，从而达到缓解症状的效果。这种方法在中医治疗中被广泛应用，对于一些肝胆疾病的患者来说，是一种非常有效的辅助治疗手段。

改善眼部问题

现代人长时间使用电子设备，如电脑、手机等，容易导致眼部疲劳和不适感。阳陵泉穴的刺激可以通过调节眼部周围的气血流动，促进血液循环，缓解眼部疲劳和不适感。它也可以帮助改善视力模糊的问题，使眼睛更加清晰明亮。

除对眼部疲劳和视力问题有改善作用外，阳陵泉穴还被认为对治疗一些眼部疾病有一定的辅助作用。例如，对于近视、远视等常见的视力问题，通过刺激阳陵泉穴可以调整眼部肌肉的张力，从而改善视力。对于青光眼等眼部疾病，阳陵泉穴的刺激也可以起到一定的缓解作用。

需要注意的是，阳陵泉穴的刺激并不能替代正规医疗治疗。如果患有严重的眼部疾病，仍然需要及时就医，并接受专业医生的治疗。阳陵泉穴的刺激只能作为辅助治疗手段，帮助缓解症状和促进康复。

缓解头痛、偏头痛

当头部出现疼痛症状时，如紧张性头痛或偏头痛等，可以通过刺激阳陵泉穴来达到缓解的效果。这种刺激可以是针灸、按摩或其他形式的物理疗法。通过这些方法，可以促进头部的血液循环，舒缓紧张的神经，从而减轻头痛的症状。

值得注意的是，阳陵泉穴的刺激并非仅仅局限于头痛的治疗。在中医理论中，它还被认为对于其他一些与头部神经相关的症状也有一定的疗效。例如，一些人可能会因为长期的精神压力、工作疲劳等导致头部神经紧张，进而引发头痛、头晕等症状。在这种情况下，刺激阳陵泉穴同样可以起到一定的缓解作用。

需要强调的是，虽然阳陵泉穴在缓解头痛方面具有一定的效果，但它并非万全之策。对于一些严重的头痛症状，如持续性剧痛、伴随其他严重症状等，仍建议及时就医，接受专业的诊断和治疗。

缓解肌肉疼痛

阳陵泉穴被认为对于缓解小腿肌肉疼痛、痉挛等问题具有显著的效果。当人们进行剧烈运动或者长时间站立后，小腿肌肉可能会出现疼痛和痉挛的现象，这时刺激阳陵泉穴可以起到一定的缓解作用。

阳陵泉穴的刺激方法有多种，其中最常见的是按摩。通过用手指按压阳陵泉穴，并轻轻旋转或揉捏，可以促进局部血液循环，缓解肌肉紧张和疼痛。此外，还可以使用针灸、拔罐等中医疗法来刺激阳陵泉穴，以达到更好的效果。

除缓解小腿肌肉疼痛和痉挛外，阳陵泉穴还被认为对于缓解运动后的肌肉酸痛、抽筋等问题有一定的帮助。运动后，肌肉会产生乳酸等代谢产物，导致酸痛和抽筋的感觉。刺激阳陵泉穴可以促进乳酸的排出，减轻肌肉的不适感。

胁肋痛

在中医古籍《灵枢》中，有关胁肋痛的记载表明其与肝胆的健康状态紧密相关。具体来说，《灵枢·五邪篇》提到当邪气侵袭肝脏时，会导致两胁中部出现疼痛；《灵枢·经脉篇》则描述了胆经的走向和其异常时可能出现的症状，如口苦、频繁叹息、心胁痛且难以转动等，这些症状都与肝胆的功能失调有关。

肝与胆在中医理论中互为表里关系，它们的经络相互联系，共同影响胁肋部位的健康。因此，通过刺激特定的穴位来调整肝胆功能，可以有效缓解因气滞、血瘀或肝胆疾病引起的胁肋痛。

《杂病穴法歌》中提到阳陵泉穴是治疗胁痛的有效穴位。在临床实践中，根据辨证施治的原则，主要采用阳陵泉穴来治疗 3 种类型的胁肋痛，并辅以其他腧穴以增强疗效。

气滞型胁痛：多因情绪不畅、气机郁结所致。治疗时，除取阳陵泉穴外，还可配合太冲穴以疏肝理气，达到缓解疼痛的目的。

血瘀型胁痛：常由外伤或久病导致局部气血瘀滞。治疗时，在阳陵泉穴的基础上，可加用膈俞穴以活血化瘀，促进局部血液循环。

肝胆湿热型胁痛：多因肝胆湿热内蕴所致。治疗时，除阳陵泉穴外，还可选用足三里穴以清热利湿，调和肝胆功能。

胆腑病

《灵枢·邪气藏府病形篇》中提道 "合（指五输穴之合穴）治内腑"，这意味着在中医理论中，通过刺激特定的穴位可以治疗内部器官的疾病。《灵枢·四时气篇》则指出"邪在腑，取之合"，这进一步说明了当邪气侵入腑脏时，可以通过刺激相应的穴位来进行治疗。

胆附于肝，内藏清汁。在生理上，肝脏和胆囊之间存在着密切的联系。它们共同参与消化过程，确保胆汁的正常分泌和排泄。然而，在病理状态下，肝胆之间的相互影响也非常明显。例如，湿热蕴结、入侵肝胆等情况可能导致胆汁外溢。此外，脾阳不运、湿热内阻等因素也可能引发胆汁外溢的问题。

除湿热问题外，肝郁气滞、肝胆湿热、肝胆实火等病证也是本穴治疗范围的一部分。这些病证可能表现为情绪不稳定、胸闷、口苦等症状。通过刺激相应的穴位，可以调节肝胆功能，缓解症状，达到治疗的目的。

筋病

阳陵泉作为人体穴位中的一个重要节点，被誉为"筋之会穴"。它位于筋气聚会的交汇之处，是筋气流动的关键所在。《难经·四十五难》中明确指出："筋会阳陵泉。"这一论述进一步强调了阳陵泉在治疗筋病方面的核心地位，尤其是对于下肢筋病的治疗，其在临床上的应用尤为广泛。

阳陵泉的作用不仅仅局限于治疗筋病，它还具有舒筋和壮筋的功效。这意味着，通过刺激阳陵泉，可以有效地舒缓筋脉的紧张状态，促进筋气的流通，从而缓解筋病带来的不适。阳陵泉还有助于增强筋脉的弹性和韧性，使其更加健康、强壮。

在临床实践中，医生们常常利用阳陵泉的这些特性来治疗各种筋病，特别是下肢筋病。无论是因为长时间站立、行走导致的筋脉疲劳，还是因为运动损伤、年龄增长引起的筋脉问题，阳陵泉都能发挥出显著的治疗作用。

经脉通络病

根据足少阳经的循行、针感的走向和穴位的所在，可以采用循经取穴的方法来治疗相关疾病。阳陵泉穴主要用于治疗下肢、髀枢、胁肋、颈项等部位的病证，以及肝胆火旺引起的眼、耳、头部病变。

在足少阳经的循行中，下肢是一个重要的部位。通过刺激阳陵泉穴，可以促进气血的流通，缓解下肢的疼痛、麻木等症状。例如，对于腰腿痛、坐骨神经痛等病证，可以通过刺激该穴来缓解症状，改善患者的生活质量。

在髀枢部位，足少阳经同样发挥着重要的作用。髀枢是连接大腿骨和髋关节的部位，常常因为长时间的坐姿或者不正确的姿势导致疼痛和不适。通过刺激阳陵泉穴，可以促进局部血液循环，缓解疼痛，提高关节的灵活性。

胁肋部位的病症也是阳陵泉穴的治疗范围之一。胁肋是人体的一个重要部位，与肝脏、胆囊等器官相邻。当肝胆火旺时，常常会引起胁肋疼痛、胀痛等症状。通过刺激该穴，可以调节肝胆的功能，缓解疼痛，促进身体的康复。

此外，阳陵泉穴还可以用于治疗颈部和头部的病变。足少阳经在颈部和头部有一定的分布，因此刺激该穴可以对颈部和头部的疾病产生一定的治疗效果。例如，对于颈椎病、头痛、眩晕等症状，可以通过刺激该穴来缓解症状，改善患者的生活质量。

自我取穴按摩法

首先，将腿伸直，脚尖向上；然后，用手指在小腿前部的外侧进行触摸，寻找一个凹陷的地方。这个凹陷的地方就是阳陵泉穴的位置。

养肝，取最舒适的体位（坐位、仰卧位均可），用拇指按压在两侧阳陵泉上，每次每穴按揉 5～10 分钟，每分钟按压 15～20 次。胆囊炎、胆石症疼痛急性发作期，每日按 2～3 次。日常保健，每日或隔日按一次。

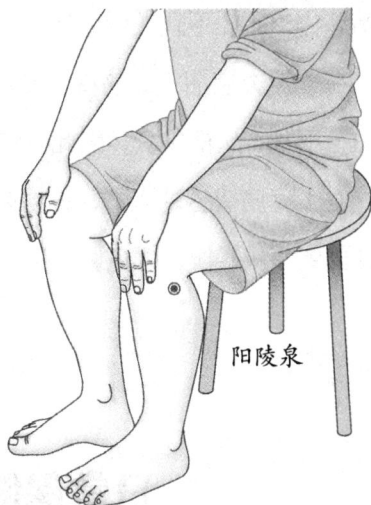

阳陵泉

自我取穴的正确姿势

按摩禁忌

孕妇在怀孕期间，身体会发生很多变化，为了避免对胎儿产生不良影响，孕妇不宜进行阳陵泉穴的按摩。

如果按摩部位的皮肤有破损、感染等情况，应避免按摩阳陵泉穴，以免加重病情或引发其他并发症。

高血压患者在按摩阳陵泉穴时，可能会因刺激导致血压波动，因此需要谨慎操作，最好在医生指导下进行。

患有出血性疾病的患者，如血友病、血小板减少性紫癜等，按摩阳陵泉穴可能会导致出血加重，因此不宜进行按摩。

对于严重心脏病患者，按摩阳陵泉穴可能会加重心脏负担，导致病情恶化，因此不宜进行按摩。

在急性炎症期，如感冒、发热等，按摩阳陵泉穴可能会加重炎症反应，不利于病情恢复，因此不宜进行按摩。

对于疼痛敏感的人群，按摩阳陵泉穴可能会引起较强的疼痛感，因此需要谨慎操作，以免影响生活质量。

日常保健穴位分享

随着岁月的流逝和年龄的增长，许多人会发现自己的脸色逐渐变得暗沉，甚至出现色斑，尤其是黄褐斑。为了改善肤色并减少面部色斑的出现，平时坚持按摩一些特定的穴位是非常有益的。以下是一些重要的穴位及其定位方法。

阴陵泉穴

位置与操作：首先，正坐，将左脚翘起，放于右腿上。右手轻握膝下部，拇指指尖所在的膝下内侧凹陷处即是。正坐，将左脚翘起，放在右腿上；其次，右手轻轻握住左膝下；右手大拇指

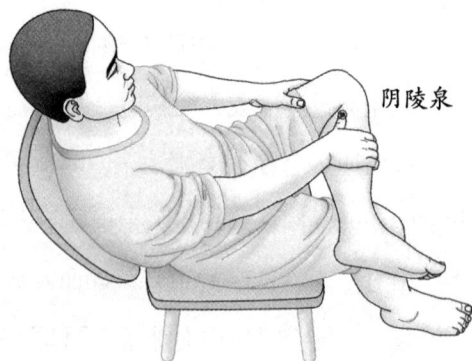

阴陵泉

阴陵泉穴位置

弯曲，用拇指指尖从下往上用力揉按，会有刺痛和微酸的感觉；最后，同此取对侧穴，每天早、晚各揉按一次，每次揉按 1 ~ 3 分钟。

功能：该穴位置与阳陵泉相对。按摩阴陵泉可以刺激淋巴液的流动，帮助排出体内的毒素，减少色斑的形成。

四白穴

位置与操作：首先，正坐、仰靠或仰卧，先以两手中指和示指并拢伸直，不要分开，然后将中指指腹贴两侧鼻翼；示指指尖所按的位置即是。其次，以示指指尖垂直按压所在之处，有酸痛感；最后，以示指指腹揉按左右穴位，每次 1 ~ 3 分钟。

四白

功能：按揉四白穴对眼睛保健，治疗近视较有疗效。通络明目、活血养颜。

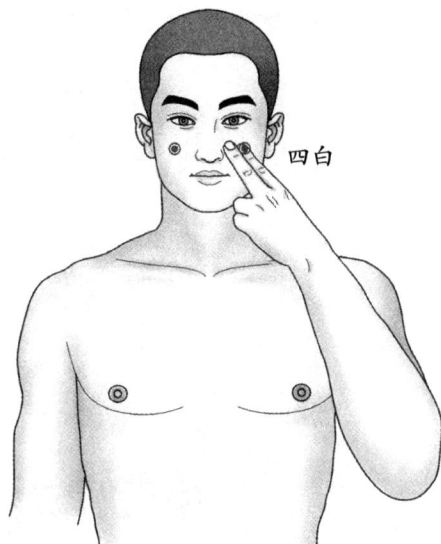

四白穴位置

145

通里穴

> 通里腕侧后，去腕一寸中。欲言声不出，懊恼及怔忡。实则四肢重，头腮面颊红，虚则不能食，暴喑面无容。毫针微微刺，方信有神功。
>
> ——《马丹阳天星十二穴治杂病歌》

中医解穴：通里穴

命名： 通里穴属手少阴心经之络穴，"通"，指通达；"里"，虚里，指心。通里穴以通为治，擅长治疗涩滞抑郁所引起的心悸、喉痹、目痛等病，故名"通里"。

部位： 位于前臂前区，腕掌侧远端横纹上1寸，尺侧腕屈肌腱的桡侧缘。

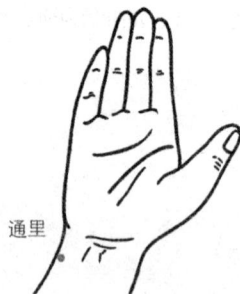

通里

通里穴位置

功用：

1. 通里穴与心脏的功能紧密相关，因此常被用于治疗与心脏有关的疾病，如心悸、失眠等。由于手少阴心经还与舌和喉咙有关，通里穴也被用于治疗舌头疼痛、喉咙痛等症状。

2. 通里穴位于手掌的第一个关节横纹的中点处，是手太阴肺经的井穴，具有清热泻火、通经活络、清利湿热的功效。

3. 通里穴可以用于治疗咽喉肿痛、胸闷、心悸、心痛、心烦等病证，还可以用于治疗腹痛、泄泻、痢疾、月经不调等病证。此外，通里穴还可以用于治疗中风、癫狂、小儿惊风、手足抽搐等病证。

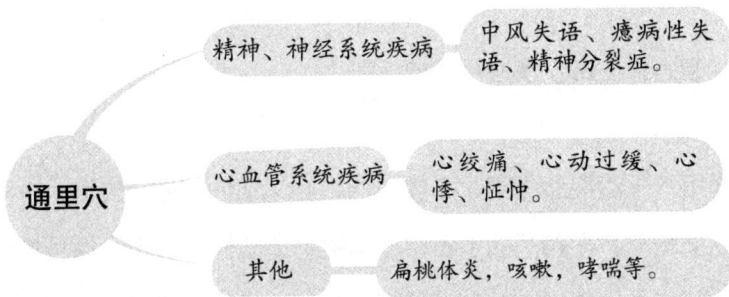

通里穴功用

精神、神经系统疾病 —— 中风失语、癔病性失语、精神分裂症。

心血管系统疾病 —— 心绞痛、心动过缓、心悸、怔忡。

其他 —— 扁桃体炎，咳嗽，哮喘等。

马丹阳通里穴位解说

> 通里腕侧后，去腕一寸中

这句首先介绍的是通里穴的位置，通里穴的名字中的"通"，在这里是指通道的意思，而"里"则是指内部。这个穴位的主要作用就是沟通心经内外经脉气血，使气血畅通无阻。通里穴的具体位置在前臂掌侧，当尺侧腕屈肌腱的桡侧缘，腕横纹上1寸的地方。

> 欲言声不出，懊恼及怔忡

通里穴主治突然失声，心烦懊恼，心悸怔忡等证。失语，中医称之为"暴喑"；在西医的术语中，它被称为急性咽喉炎。这种病症的发生往往与外部因素有关。一种情况是，当风热邪毒侵袭体内，可能会引发肺胃积热上升。这种情况下，风火热毒会在喉咙部位积聚，导致经脉阻塞，从而引发疾病。另一种情况是，风寒从外部侵袭，可能会阻碍肺气的正常运行。寒邪在喉咙部位凝聚，导致气血滞留，声带开合不利，进而引发疾病。

人体的气机运行失调，心脏是主导精神和意识的重要器官，通里穴作为心经的络穴，具有与其他经脉互联互通的功能，因此，刺激这个穴位对于这种突发性的失语症状具有缓解和治疗的作用。通里穴是络穴，有助于心火下达小肠，有助于心气贯通到心包、三焦，所以可治疗心悸、怔忡。

> 实则四肢重，头腮面颊红，虚则不能食，暴喑面无容。

通里穴对肘臂肿痛，头面红赤的实证；以及突然失声，面色苍白，食欲不佳的虚证都有缓解和治疗作用。

> 毫针微微刺，方信有神功

用毫针刺通里穴，才知道这个效果这么好。

穴位妙用

调和心脏功能

根据中医理论，心脏是人体的重要器官之一，它负责泵送血液到全身各个部位。中医认为，心主血脉，与情绪、意识等有关。这意味着心脏不仅控制着血液的流动，还与人的情志和思维活动密切相关。

在中医治疗中，通过刺激特定的穴位可以调节心脏的功能。其中，通里穴是一个重要的穴位，位于手腕内侧，靠近腕横纹的位置。刺激通里穴可以通过经络系统传递信息，对心脏产生积极的影响。

刺激通里穴可以促进血液循环，增加心脏的供血量。当心脏得到足够的血液供应时，它的功能会变得更加稳定和健康。这对于心脏病患者来说尤为重要，因为心脏病可能导致心脏功能减弱，血液循环不畅。通过刺激通里穴，可以改善心血管系统的健康，减轻心脏病症状，提高患者的生活质量。

高血压也是常见的心血管疾病之一。高血压患者由于血管收缩过度，血压升高，给心脏带来额外的负担。刺激通里穴可以扩张血管，降低血压，减轻心脏的负荷。这对于高血压患者来说具有辅助治疗作用，可以帮助他们控制血压，减少心血管疾病的风险。

平衡神经系统

中医理论中，心与脑之间有着密切的联系，心被认为是主宰精神和意识的器官。通过刺激特定的穴位，如通里穴，可以对神经系统的功能进行调节，从而缓解现代人常见的压力大、睡眠不足等问题。

在中医的观点中，心不仅负责血液循环，还与精神活动密切相关。心主神明，意味着它对于人的情绪、意识和思维等方面起着至关重要的作用。因此，当人们面临压力、焦虑或失眠等神经系统问题时，中医认为这些问题往往与心的失衡有关。

为了调节神经系统的功能，中医采用了一种独特的方法——刺激穴位。通里穴是其中一个常用的穴位，位于手腕内侧，靠近小指侧的腕横纹上。通过按摩或针灸等手段刺激该穴位，可以促进气血流通，平衡神经系统的功能，从而缓解神经紧张、焦虑和失眠等问题。

现代人常常面临着生活和工作的压力，导致睡眠质量下降、情绪不稳定等问题。这些问题在中医看来，往往与心的失衡有关。因此，通过刺激通里穴来调节神经系统的功能，可以帮助人们缓解这些不适症状，提高生活质量。

　　需要注意的是，虽然中医的方法在一定程度上可以缓解神经系统问题，但它并不是万能的。对于严重的神经系统疾病，如抑郁症、焦虑症等，建议患者在接受中医治疗的同时，也要寻求专业医生的帮助。每个人的身体状况和反应也都有所不同，在尝试中医方法之前，最好咨询专业的中医师或医生的建议。

缓解精神压力

　　在中医理论中，心脏被视为"君主之官"，负责主导和调节人的精神活动。通过刺激通里穴，可以有效地调节人的情绪，缓解精神压力，提高心理健康水平。这对于现代人常见的情绪波动、抑郁等问题具有一定的缓解作用。

　　心与神明密切相关，通里穴则是连接心与神明的桥梁。当人们感到焦虑、紧张或情绪低落时，可以通过按摩或针灸通里穴来刺激心经，从而调节情绪，达到平衡心理状态的目的。

　　通里穴的刺激可以促进血液循环，增加心脏供血，提高心脏功能。这对于现代人经常面临的工作压力、生活节奏快、缺乏运动等导致的心脏负荷过大的情况具有积极的作用。通过刺激通里穴，可以改善心脏功能，增强心脏的耐受力，减少心脏病的发生风险。

　　此外，通里穴的刺激还可以调节神经系统的功能，缓解精神压力。现代人常常面临各种压力和挑战，如工作压力、人际关系问题、经济压力等，这些压力会导致神经系统的紊乱，引发情绪不稳定、焦虑、抑郁等问题。通过刺激通里穴，可以平衡神经系统的功能，减轻精神压力，提高心理健康水平。

缓解健忘、心律不齐

中医理论认为，失眠和健忘的症状可能是由于心经络的不通畅所引起的。《点穴神书》中记载，通里穴是一个非常重要的穴位，它能够连接和调节身体内部的气血流通。因此，当大脑出现健忘或痴呆的情况时，通过按摩手少阴心经的络穴——通里穴，可以引导心经的气血流动，使其直达骨髓和脑部，从而帮助我们开启心智，促进心神的畅通，增强智慧。

此外，当皮肤的毛孔因为汗液闭塞而无法正常排汗时，由于心在液体中的作用是产生汗液，所以通过刺激通里穴可以打开汗孔，帮助解表散热。同样地，如果咽喉部位出现闭塞导致失语的情况，由于心开窍于舌，通过按摩通里穴可以利咽开音，恢复正常的语言功能。对于各种瘀滞不通的问题，通里穴都可以起到主要的调节作用。

道家修士在实践中发现，按摩通里穴时如果出现阳性疼痛反应，这通常意味着可能存在心脉病变、心律不齐或心慌心悸等问题。这时，只需结合内关穴和心俞穴一同按摩，就能有效地纠正心率问题，缓解心律不齐的症状。

心脏是掌管血脉的重要器官，人们常常认为崩漏（即非经期出血）是由于血过多引起的，并尝试服用归脾汤来治疗，但效果可能并不理想。在这种情况下，必须通过按摩通里穴来疏通瘀滞，反而能够有效地止住崩漏。这就像在防洪时堆砌水坝会使水位更高，而疏通淤泥则能使潮水自然退去。因此，通里穴被视为疏通经脉的关键穴位，是调理心脉的重要点位。

手部疾病

针灸通里穴可以改善手指麻木的症状。手指麻木可能是由于神经受压或血液循环不畅引起的。针灸通过刺激穴位，可以调节神经系统的功能，促进神经传导的正常运作，从而改善手指的麻木感。

按摩或针灸通里穴还可以缓解手部关节疼痛。手部关节疼痛可能是由于关节炎、风湿性疾病或其他炎症引起的。通过按摩或针灸通里穴，可以促进关节周围的血液循环，减轻炎症反应，缓解关节疼痛和僵硬感。

按摩或针灸通里穴对于手部劳损和过度使用引起的疼痛也有一定的帮助。手部劳损和过度使用可能导致肌肉疲劳、炎症和损伤。通过按摩或针灸通里穴，可以促进手部的康复和修复，减轻疼痛和不适感。

肩颈部疾病

颈椎病是由于颈椎受到长期的不良姿势、劳累过度或受伤等原因引起的疾病。通过按摩或针灸通里穴，可以促进颈部的血液循环，缓解颈椎周围的肌肉紧张和疼痛。这种疗法还可以调整颈椎的结构，改善颈椎的功能，从而减轻颈椎病的症状。

按摩或针灸通里穴也可以缓解肩周炎的症状。肩周炎是肩部周围组织的炎症性疾病，常伴随着肩部的疼痛和运动受限。通过按摩或针灸通里穴，可以刺激肩部的经络，促进气血的流通，缓解肩部的炎症和疼痛。这种疗法还可以增强肩部肌肉的力量和灵活性，改善肩关节的运动范围，从而减轻肩周炎的症状。

按摩或针灸通里穴还可以缓解肩颈痛的症状。肩颈痛是由于长时间保持不良姿势、劳累过度或受伤等原因引起的疼痛症状。通过按摩或针灸通里穴，可以舒缓肩颈部的肌肉紧张和疼痛，促进局部的血液循环，缓解疼痛感。这种疗法还可以调整肩颈部的结构和功能，改善肩颈部的舒适度和灵活性，从而减轻肩颈痛的症状。

精神问题

当我们感到紧张或压力过大时，神经系统可能会处于过度兴奋状态，导致失眠和焦虑等问题。通过按摩通里穴，可以刺激神经末梢，释放身体内的紧张情绪，从而帮助神经系统恢复平衡。这种平衡状态有助于改善睡眠质量，减轻焦虑感，提升精神状态。

针灸通里穴也可以对神经系统产生积极的调节作用。当针灸应用于通里穴时，可以刺激神经系统的活动，促进神经传导的正常运作。这种刺激作用有助于缓解抑郁症状，提升心情，增强身体的抗压能力。

按摩和针灸通里穴还可以促进身体的放松和舒适感。当我们感到紧张或焦虑时，身体可能会出现肌肉紧张、疼痛等不适症状。通过按摩和针灸通里穴，可以促进血液循环，缓解肌肉紧张，减轻疼痛感。这种放松和舒适感有助于改善睡眠质量，提升身体的舒适度。

妇科问题

月经不调是指女性月经周期的异常变化，包括经期过长、过短、过多或过少等情况。按摩或针灸通里穴可以调节女性的内分泌系统，促进血液循环，从而改善月经不调的症状。通过刺激通里穴，可以调整子宫和卵巢的功能，使其恢复正常的生理状态。

痛经是指在月经期间或前后出现的下腹部疼痛，常常伴随着其他不适症状，如头痛、恶心和腰痛等。按摩或针灸通里穴可以通过刺激神经末梢，释放内源性镇痛物质，从而缓解痛经的症状。此外，通里穴还可以调节子宫收缩，减轻子宫肌肉的痉挛，进一步缓解痛经的不适感。

闭经是指女性在正常生育年龄内出现月经周期的延长或完全停止。按摩或针灸通里穴可以刺激子宫和卵巢的功能，促进子宫内膜的脱落和排出，从而恢复月经周期的正常。通里穴还可以调节体内的激素水平，促进卵巢功能的恢复，进一步改善闭经的症状。

清热安神长智慧

古书中有句话说"来往不穷谓之通"，这句话的意思是，如果一个地方的来往人流不断，那么这个地方就可以被称为"通"。在中医经络学中，有一个穴位叫作通里穴，它位于前臂两侧，是心经的经气运行到这里的时候，分出去一支走入小肠，与小肠长期保持联系的地方，因此得名。

通里穴位于心经上，按揉此穴有清心安神、通利喉舌的作用，还能帮助我们增长智慧。尤其是那些经常感到心慌，没办法安静下来做事，或者自觉心智不够的人，可以经常刺激通里穴。这样，不仅可以帮助他们缓解心慌的症状，还可以提高智力，使他们的思维更加敏捷。

在日常生活中，我们周围总有一些人表现出一些特殊的习惯或行为。他们可能经常忘记事情，或者在做事时总是丢三落四。这种看似小毛病的行为，实际上可能是由于心经的气血不足造成的。心经是中医理论中的一个概念，它与心脏的功能和精神状态密切相关。当心经的气血不足时，人们可能会出现记忆力减退、注意力不集中等问题。

有一个简单而有效的方法可以帮助解决这个问题，那就是通过刺激通里穴。通里穴位于前臂内侧，从手腕到肘部的一条线上。通过按摩或推压这个穴位，可以帮助开启心窍，通畅心神，从而增长心智。

对于上班族来说，这个方法尤其实用。当他们在工作中感到疲惫或压力大的时候，只需要在办公室里腾出几分钟的时间，用握拳的方式，将手的小鱼际放在桌子边沿上，从手腕内侧开始，沿着桌边向上推，一直推到手肘部位。这样反复推 30 ～ 50 次，不仅可以让大脑得到休息，还可以疏通心经，增长智慧。

当心绞痛发作时，按压通里穴比按压内关穴更有效。内关穴也是中医常用的一个穴位，但在某些情况下，通里穴可能会有更好的效果。具体的操作方法是，找到通里穴后稍用力按压，并推揉 3 ～ 5 分钟。如果在前臂内侧有酸痛的感觉，那么效果通常是最好的。当心慌、胸痛的症状缓解后，应该及时到医院进行心电图检查，以排除心肌梗死的危险。

对于冠心病患者来说，平时也可以通过按压通里穴来进行保健。除了按压，还可以采用灸法来刺激这个穴位。可以使用艾炷灸 1 ～ 3 壮，或者使用艾条温灸 10 ～ 20 分钟。这些方法都可以帮助调节心经的气血，从而达到保健的效果。

通里穴的其他保健功效有：

精神神经系统疾病：头痛、眩晕、神经衰弱、癔症性失语、精神分裂症。

循环系统疾病：心绞痛、心动过缓。

呼吸系统疾病：扁桃体炎、咳嗽、哮喘。

其他：急性舌骨肌麻痹、胃出血、子宫内膜炎。

本穴出现压痛、结节等阳性反应，可作为心动过缓的定性诊断。

当我们利用通里穴进行保健治疗时，需要注意一些关键的细节。按摩时，力度应该均衡且沉稳，确保"轻而不浮，重而不滞"。点按时，节奏要和谐，力度要适中。建议的治疗时间为每天 2 ~ 3 次，每次持续 2 ~ 5 分钟。

女人心经穴位养生法

手少阴经，作为人体经络系统中的一个重要组成部分，不仅在中医理论中占据着举足轻重的地位，更因其与心脏的紧密联系而备受关注。这条经络，如同一条生命的纽带，将心脏与人体的各个部位紧密相连，维护着心脏的正常功能，确保血液能够源源不断地输送至全身各处。

心脏，作为人体的"君主之官"，不仅掌管着血液循环，更与人类的健康和生命息息相关。心主神志，这一古老的中医理念深刻地揭示了人的情绪与心经健康状况之间的密切联系。情绪的波动，如同微风中的涟漪，会在心经上留下痕迹。而心经上的众多穴位，就如同一个个调节器，能够有效地调节情志，舒缓情绪，使人心平气和，身心健康。

在心经上，有那么几个重要的穴位，它们如同璀璨的明珠，镶嵌在这条经络之上，为人类的健康保驾护航。

通里穴的位置虽不显眼，但作用却不可小觑。按摩通里穴的方法也十分简单，只需将拇指指端和其余四指相对，捏拿左右两侧通里穴各 36 次，捏拿 3 ～ 5 次即可。经常按摩该穴，具有清心宁神的作用，对于缓解神经性心悸、心动过快、心律不齐、神经衰弱等症状有着显著的效果。

通里穴就如同一个守护心灵的卫士，时刻保护着我们的心脏免受外界的干扰。它的存在，让我们在面对生活中的各种压力和挑战时，能够保持一颗平静的心，从容应对。

自我取穴按摩法

首先，仰掌用力握拳，沿小指侧肌腱的内侧缘，从腕横纹向上一横指处；其次，用大拇指按揉或弹拨取出刮痧板，从上向下刮拭 3 ～ 5 分钟，隔天一次。

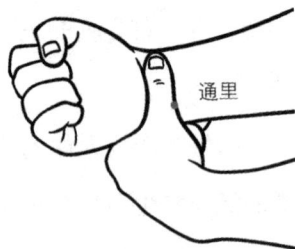

通里

自我取穴的正确姿势

按摩禁忌

孕妇应避免按摩通里穴。这是因为在孕期，女性的身体会发生许多变化，包括血液循环和内分泌系统的变化。按摩可能会对这些变化产生影响，从而对胎儿产生不良影响。

有严重心脏病、高血压、糖尿病等疾病的患者也不适合进行通里穴按摩。这些疾病可能会导致身体的某些功能失调，按摩可能会加重这些症状。

皮肤有破损或者感染的人也不宜进行通里穴按摩。按摩可能会使病菌进一步扩散，加重感染。

对于身体虚弱或者疲劳过度的人来说，也不建议进行通里穴按摩。按摩需要消耗一定的体力，对于身体虚弱的人来说，可能会加重疲劳感。

日常保健穴位分享

心悸是以自觉心跳、惊慌不安、不能自主为主要表现的疾病，包括惊悸和怔忡。惊悸因惊恐而发，时发时止，病情较轻；怔忡则心中动摇不宁，无休止，病情较重。二者均以心悸为主要症状，治疗方法相似。心悸常呈阵发性，多由情志波动或劳累引

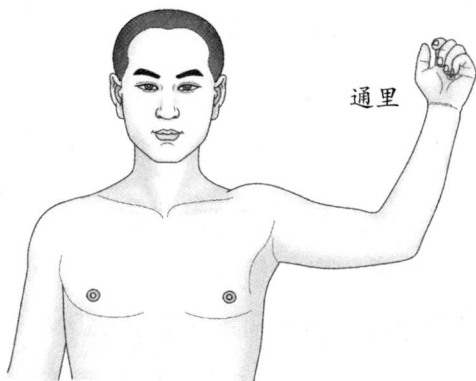

通里

通里穴位置

发，常伴失眠、健忘、眩晕等症状。以下分享两个穴位，缓解心悸和失眠。

少府穴

位置与操作：首先，正坐，伸手仰掌，屈肘向上约45度；其次，以小指、无名指屈向掌中，当小指与无名指尖中间与感情线交会处即是该穴位；用一只手的四指轻握另一只手的手背，大拇指弯曲，用指尖按压穴位，有酸胀的感觉（用小指甲尖轻轻掐按有刺痛感）；记得每日早、晚左右穴位各按揉一次，每次揉按3～5分钟。

功能：此处穴位具有宁神志、调心气的功能，主要治疗各种心脏疾患，如风湿性心脏病、心悸、心律不齐，心绞痛、胸痛等。

极泉穴

位置与操作：首先，正坐，左手平伸，举掌向上，屈肘，掌心向着自己的头部；然后，用右手的中指指尖按压左侧腋窝正中的陷凹处，有特别酸痛的感觉；其次，用同样的方法按压另一侧的穴位；最后，先左后右，每天早、晚各揉按一次，每次揉按1～3分钟。

功能：弹拨、揉按此处穴位，能够治疗各种心脏疾病，如心肌炎、心绞痛、冠心病、心悸、心痛等。

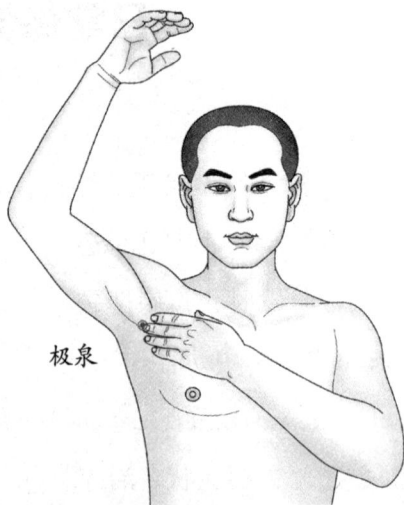

极泉

极泉穴位置

160

❀ 列缺穴 ❀

> 列缺腕侧上，次指手交叉，善疗偏头患，遍身风痹麻。痰涎频壅上，口噤不开牙。若能明补泻，应手即如拿。
>
> ——《马丹阳天星十二穴治杂病歌》

中医解穴：列缺穴

命名：列，是指分解；缺，就是器破的意思，列缺，指的是"天闪"，中国古代称闪电，附会为天上的裂缝（天门）。肺脏位于胸中，居五脏六腑之上，象征"天"。手太阴肺经从这处穴位分支，而别通手阳明大肠经脉，脉气由此别裂而去，像是天庭的裂缝。

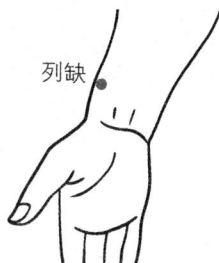

列缺

列缺穴位置

部位：在桡骨茎突的上方，腕横纹上 1.5 寸处。左右两手虎口相互交叉时，当一手的示指压在另一手腕后桡骨茎突上之小凹窝处即是。

功用：

1.此穴有宣肺解表、通经活络的作用。主治头部、颈项的各种疾病，对各类热病均有良好的退热作用。

2.可以调理食道痉挛。

3.经常掐按此穴，对三叉神经痛、面神经麻痹、桡骨部肌炎、咳嗽、气喘、鼻炎、齿痛、脑缺血、健忘、惊悸、半身不遂等病证，可以起到很好的调理效果。

4.现代针灸按摩常用于治疗感冒、支气管炎、神经性头痛、落枕、腕关节及周围软组织疾患等。

5.配风池、风门等主治感冒、咳嗽、头痛，配合谷、外关主治项强痛等，配照海主治咽喉干痛。

列缺穴

呼吸系统疾病：感冒，发热恶寒，咳嗽，哮喘等。

精神神经系统疾病：神经性头痛，面神经痉挛，面神经麻痹，三叉神经痛等。

运动系统疾病：颈椎病，脑血管后遗症，腕关节周围软组织疾患等。

列缺穴功用

马丹阳列缺穴位解说

> 列缺腕侧上，次指手交叉

这里介绍的是列缺穴的位置，列缺穴属手太阴肺经，位于腕部桡侧桡骨茎突上方距腕横纹上 1.5 寸。两手虎口自然平直交叉示指按于茎突上指尖下凹陷处是本穴。

> 善疗偏头患，遍身风痹麻

本穴善治头项部的疾患和全身感受风邪麻木的症状。在中医理论中，"一络通两经"的概念指的是通过刺激特定的穴位，可以同时调理两条经络的气血流通。列缺穴正是这样一个具有特殊作用的穴位，它位于手太阴肺经上，但通过其独特的位置和功能，能够影响并调节手阳明大肠经的经气。其独特的位置和功能，被用于头痛、偏头痛等头面部的疾病。这是因为它能够调和头部的经络，促进气血的流通，从而缓解头部的不适。

当头部出现疼痛时，通过刺激列缺穴可以有效地缓解症状，当面瘫发生时，列缺穴的刺激可以帮助恢复面部神经的功能，从而改善面瘫的症状。另外，列缺穴还具有宣散肺气的作用，能够祛风解表，引邪外出。这意味着当外感风邪导致头痛、项强等症状时，刺激列缺穴可以帮助驱散邪气，缓解症状。

《针灸大成》中的"四总穴歌"提道，头项的问题可以寻找列缺穴进行治疗。古代将列缺穴比作雷电之神，形容其治疗效果犹如打雷闪电一般，具有扫荡乾坤之功。这种描述强调了列缺穴在治疗头面部疾病时的显著效果，仿佛霹雳一般迅速而有效。

> 痰涎频壅上，口噤不开牙

本穴善治痰涎多、口噤等症。"痰涎频壅上"，就是痰浊流口水，频频往上冲。嘴巴张不开，进食很困难。比如很多老年人在中风偏瘫后，一口接一口痰出来，这个痰总是不自觉地从胃里到肺里。比如抽烟以后总是清嗓子，感觉总有痰还吐不干净的，这个时候你可以拿出5根牙签，用橡皮筋做成梅花桩，戳列缺穴，之后再清嗓子、咽喉干痒痛的现象就会减轻很多。

> 若能明补泻，应手即如拿

若能根据病情采用针刺补泻手法，效果明显。

列缺穴的穴位妙用

调节气血

　　列缺穴在中医理论中被广泛运用于调节人体的气血平衡，特别是对于气滞血瘀的情况。气滞血瘀是中医中常见的病理状态，通常表现为气血流通不畅，导致疼痛、肿胀等症状。列缺穴的刺激可以通过针灸或其他方法来实现，以促进气血的流通，从而缓解这些症状。

　　对于列缺穴的刺激，针灸师通常会选择适当的针法和刺激强度，以调整气血的流动。这种刺激可以促进气血的循环，改善气血的供应，从而减轻气滞血瘀引起的疼痛和其他相关症状。

　　除了针灸，还有其他刺激方法也可以用于激活列缺穴的功能。例如，按摩、推拿、拔罐等手法都可以通过刺激列缺穴来促进气血的流通。这些方法可以通过施加适当的压力或吸力刺激穴位，以达到调节气血的目的。

　　通过针灸或其他刺激方法刺激列缺穴，可以帮助改善气血流通，缓解气滞血瘀引起的疼痛和其他相关症状。这种治疗方法常常被用于中医临床实践中，作为一种非药物疗法，对于一些慢性疼痛、肌肉酸痛、关节疼痛等问题具有一定的疗效。

　　需要注意的是，针灸和其他刺激方法应该由经过专业培训的医师或针灸师进行操作。因为不当的操作可能会引起一些不良反应，如疼痛、出血、感染等。在接受针灸或其他刺激方法之前，建议咨询专业的中医医师或针灸师，以确保治疗的安全性和有效性。

宣肺疏风

当我们的身体受到风寒或风热的侵袭时，可能会出现咳嗽、气喘、感冒、头痛、颈项强痛、口眼歪斜等症状。这时，我们可以通过刺入列缺穴来帮助身体恢复健康。特别是当这些症状是由于肺卫表证、宣降失常引起的，刺入列缺穴的效果会更加明显。

列缺穴还可以与其他几个穴位相配合，以达到更好的治疗效果。例如，与肺俞穴、风门穴、尺泽穴相伍，可以更好地宣肺解表，治疗风寒或风热犯肺所致的外感咳嗽。如果有痰喘的症状，还可以加泻丰隆来进一步治疗。

对于偏正头痛的问题，可以将列缺穴与风池、曲池、外关、合谷等穴位相配，以达到疏风解表的效果。对于外感风寒所致的颈项僵直，俗称落枕的症状，则可以配合后溪、绝骨等穴位来祛风散寒。

通鼻窍、利咽喉

鼻子是肺部的外部通道，咽喉则是肺经脉的运行路径，它们是气机通畅的门户。通过刺激这些部位，可以宣通鼻窍、清利咽喉，用于治疗风邪侵袭肺部、肺失肃降所导致的鼻咽疾病。

在治疗鼻塞不通、无法闻到气味的情况下，可以配合谷穴和迎香穴进行治疗。谷穴位于手背，迎香穴位于鼻翼两侧，通过刺激这些穴位可以促进鼻腔通畅，缓解鼻塞症状，使患者能够正常闻到气味。

对于咽喉疼痛、声音嘶哑等喉痹症状，可以配点刺少商穴和商阳穴进行出血疗法。少商穴位于手掌心，商阳穴位于手指指尖，通过刺破这些穴位，可以清除咽喉部位的炎症，缓解喉痹症状。

对于肺肾阴虚引起的咽喉干痒、干痛、声音嘶哑、梅核气等症状，可以配伍鱼际穴和照海穴进行治疗。鱼际穴位于手腕内侧，照海穴位于足踝后方，通过刺激这些穴位可以调节肺肾阴虚，缓解咽喉干痒、干痛等症状，同时改善声音嘶哑和梅核气等问题。

消化系统问题

尽管列缺穴主要与肺经有关，但它也与其他经络相联系。因此，在消化系统疾病的治疗中，刺激列缺穴也可能起到一定的帮助作用。

肺经在中医理论中与呼吸系统和免疫系统密切相关。由于经络的相互联系，列缺穴也可以对其他器官产生一定的影响。

在消化系统疾病方面，胃痛和消化不良是常见的问题。胃痛可能是由多种原因引起的，如胃酸过多、胃炎、胃溃疡等；消化不良则可能表现为胃部不适、恶心、呕吐等症状，这些问题通常与胃肠道的功能紊乱有关。

刺激列缺穴可以通过调整经络的能量流动来改善消化系统的功能。具体来说，刺激列缺穴可以促进气血的流通，增加胃部的血液循环，从而缓解胃痛和消化不良的症状。此外，列缺穴还可以调节身体的阴阳平衡，增强免疫系统的功能，提高身体的抵抗力。

需要注意的是，刺激列缺穴并非治疗消化系统疾病的唯一方法，也不适用于所有情况。在选择治疗方法时，应根据个体情况综合考虑，并咨询专业医生的建议。如果症状严重或持续时间较长，应及时就医，以获得更准确的诊断和治疗方案。

调节精神情志

在中医理论中，情绪与身体健康之间存在着密切的联系。根据中医的观点，情绪的波动可以直接影响人体的气血运行和脏腑功能。因此，调节情绪对于维护身体健康全关重要。

根据中医的理论，列缺穴是一个可以调节情绪的重要穴位，特别是对于处理焦虑、抑郁等情绪问题具有显著的效果。

焦虑和抑郁是现代社会中常见的情绪问题，常常伴随着身体的不适感和心理压力。通过刺激列缺穴，可以促进气血的流通，平衡身心的功能，从而缓解焦虑和抑郁症状。列缺穴的刺激可以通过按摩、针灸或艾灸等方式进行。

按摩是一种简单易行的方法，可以用拇指或示指轻轻按压列缺穴，每次持续数分钟，每天多次进行。针灸需要专业医师的操作，将银针插入列缺穴，通过调整针的深度和频率来达到调节情绪的效果。艾灸则是将艾条点燃后，放置在列缺穴上进行温热刺激，以促进气血循环和舒缓情绪。

除了刺激列缺穴，中医还强调整体调理和综合治疗。例如，结合饮食调理、运动锻炼和心理疏导等方法，可以更好地调节情绪，提升身心健康。此外，中医还注重个体差异，根据每个人的具体情况来制定个性化的治疗方案。

在中医学中，列缺穴是一个重要的穴位，具有独特的位置和功能。它位于人体的前臂部位，具体而言，是在前臂的桡侧缘，腕横纹上 1.5 寸处。这个穴位的名字"列缺"寓意着它在经络系统中的重要地位，如同一个排列中的缺口，连接着不同的经络和穴位。

从解剖学的角度来看，列缺穴的位置靠近手腕的桡骨端，周围有多个重要的肌肉、血管和神经分布。这使列缺穴在中医治疗中具有丰富的应用价值，可以通过刺激该穴位来调节身体的气血运行，达到治疗疾病的目的。

在中医理论中，列缺穴属于手太阴肺经，与肺脏有着密切的联系。因此，它常被用于治疗与呼吸系统相关的疾病，如咳嗽、哮喘、肺炎等。此外，由于列缺穴的位置特殊，它还与其他经络和穴位相互关联，可以影响多个脏腑的功能。

在实际临床操作中，医生会根据患者的病情和体质特点，选择适当的刺激方法来刺激列缺穴。常见的刺激方法包括针刺、按摩、艾灸等。这些方法可以有效地激活列缺穴的气血运行，促进身体的自愈能力，从而缓解或治愈相关疾病。

喉咙疾病

列缺穴不仅是络穴，还具有治疗肺经疾病和大肠经疾病的双重功能。在肺经疾病方面，列缺穴主要用于治疗咳嗽症状，特别是干咳、气喘、伤风、头痛等。由于列缺穴还可以通任脉，因此在治疗头痛方面的效果较为理想。列缺穴还可以用于治疗头面部的疾病，如面瘫等。尽管列缺穴具有多种治疗作用，但在实际应用中，它主要用于治疗肺经本经的疾病，尤其是咳嗽。除咳嗽之外，列缺穴也可以用来治疗头痛等其他疾病。

呼吸系统疾病

列缺穴作为肺经的主要穴位之一，在中医理论中占据着举足轻重的地位。它不仅是肺经的关键节点，更是连接人体内外的桥梁，对于调节呼吸系统的功能具有不可忽视的作用。

在治疗与呼吸系统相关的疾病方面，列缺穴发挥着至关重要的作用。这些疾病包括咳嗽、哮喘、支气管炎等，都是呼吸系统的常见病和多发病。它们往往给患者带来极大的痛苦，影响患者的生活质量。列缺穴的刺激，就像是一剂良药，能够有效地缓解这些症状，为患者带来舒适和安宁。

具体来说，当患者出现咳嗽症状时，刺激列缺穴可以通过调节肺经的气血运行，促进肺部的排痰功能，从而减轻咳嗽的频率和强度。对于哮喘患者而言，列缺穴的刺激能够扩张气道，改善呼吸不畅的状况，使患者呼吸更加顺畅。对于支气管炎这种炎症性疾病，列缺穴的刺激能够增强肺部的免疫力，减轻炎症反应，缓解患者的不适感。

美背无痕，释放迷人光彩

《黄帝内经·素问》中有"肺之合皮也，其荣毛也"的描述。这句话表明，肺与皮肤之间有着密切的联系。在中医理论中，肺被认为是管理周身毛孔的开合的重要器官。每个毛孔都是肺的开窍之处，它们都在呼吸。

皮肤是人体最大的排泄系统，每天体内代谢产生的废物需要通过毛孔排汗而出。如果肺的功能较弱，毛孔的收缩和舒张就会受到影响，导致废物无法顺利排出体外。这些废物会在皮肤上堆积，久而久之就可能堵塞毛孔，形成小疙瘩。

有人说用硫黄皂可以祛除背部痘痘，这是因为硫黄皂有杀细菌、真菌和螨虫的功效，但有些医生不建议女性朋友长期使用，可以间断使用，开始时可以1天2次，症状减轻后可改为1天1次、3天1次等，逐渐间断直至停止使用。这种方法是从外部对痘痘进行治疗，治标不治本，最好能从内部配合进行调理。

肺经上的列缺穴具有通经络、调肺气、助排汗的功效。作为肺部的主穴，它位于手阳明大肠经上，每天9：00-11：00点之间按摩此处3～5分钟，可以增强肺部功能。在按摩时，如果找对穴位的话，会感到有一股气流直通心脏。坚持按摩3个月即可见到明显效果。此外，在饮食上也要注意，平时应多吃白色食物，如雪梨、百合、白萝卜等，这些食物都对肺部调理有好处。

列缺穴具有多种功效。通过按摩列缺穴可以促进经络的通畅，从而改善身体的气血循环。列缺穴具有调节肺气的作用，可以帮助缓解呼吸不畅、咳嗽等症状。列缺穴还有助于促进排汗，帮助身体排出多余的湿气和毒素。

为了充分发挥列缺穴的功效，可以选择在每天9：00-11：00点之间进行按摩。这个时间段是肺部功能的高峰期，按摩列缺穴可以更好地刺激肺部经络，增强肺部功能。按摩时，可以使用手指轻轻按压穴位，每次持续3～5分钟即可。如果在按摩过程中感到有一股气流直通心脏，说明穴位找准了，这样的感觉会让人更加放松和舒适。

除按摩列缺穴外，饮食也是调理肺部健康的重要方面。平时应该多选择一些白色食物，如雪梨、百合、白萝卜等。这些食物都具有清热润肺的功效，有助于调理肺部功能。雪梨富含维生素C和纤维素，可以润肺止咳；百合具有滋阴润燥的作用，可以缓解干咳和喉咙不适；白萝卜则有助于清热解毒，促进肺部排毒。

协助戒烟

列缺穴位于人体的手腕部位，是肺经上的一个重要穴位。在中医理论中，肺与呼吸系统有着密切的关系，而抽烟对肺部的伤害是众所周知的。长期吸烟会导致肺部组织的损伤，增加慢性阻塞性肺疾病、肺癌等疾病的风险。因此，保护和调理肺功能对于烟民来说尤为重要。

刺激列缺穴的方法多种多样，包括针灸、按摩、拍打等。每天定期地对列缺穴进行刺激，可以有效地调节肺经的功能，从而对烟瘾产生抑制作用。这种刺激可以帮助人体减少对尼古丁的渴求，减轻戒烟过程中的不适感，使戒烟过程更为顺利。

从中医的角度来看，列缺穴的刺激有助于调和气血，平衡阴阳，从而达到调理肺脏的目的。当肺脏得到良好的调理，其功能也会得到加强，这对于抵御外界有害物质，如烟草中的尼古丁和其他有害化学物质，是非常有益的。

此外，列缺穴的刺激还能促进身体的新陈代谢，帮助排出体内的毒素，这对于长期吸烟者来说是一个重要的身体恢复过程。通过这种方式，不仅可以减少对烟草的依赖，还能提高身体的免疫力和抵抗力。

补充水分，滋补阴血

津液是人体重要的阴液，与血液同源。中医认为，补充皮肤水分的最佳方法是滋养阴血。在脏腑中，肺主皮毛；脾运化水谷，化生津液；"肾主水，司气化"。因此，缓解皮肤缺水可以从以上各脏经穴入手：取手太阴肺经的络穴、通于任脉的列缺穴，手太阴肺经的合穴、肺经原穴的太渊穴，手阳明大肠经合穴的曲池穴，再配以足少阴肾经原穴的太溪穴，足少阴肾经井穴的涌泉穴，人体阴血汇集之地、足太阴脾经的血海穴，肝、脾、肾三经交会的三阴交穴等施灸，可起到滋阴补血、生津化液、补充皮肤水分的作用。

自我取穴按摩法

首先，两只手的拇指张开，左右两手的虎口贴合呈交叉形；其次，右手示指压在左手的桡骨茎状突起的上部，示指尖到达的地方即是此穴；再次，

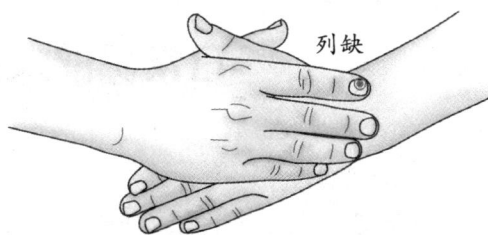

列缺穴位置

用示指的指腹揉按，或者用示指的指尖点按，会有酸痛或酥麻的感觉；最后，先左手后右手，每次各揉（点）按1～3分钟。

按摩列缺穴禁忌

　　本穴所处的位置肌肉浅薄，应注意针刺的角度和方向，进针皮下宜快，入皮下后宜缓，注意勿刺入骨膜，针刺时宜避开桡动脉。

　　本穴可以用灸法，有些书中所言不宜灸，这是因为列缺穴处于肌肉浅薄处并邻近桡动脉，所以在灸时应注意艾灸的强度和艾灸时的角度，不宜使用直接灸、化脓灸，故临床灸法较少用。

日常保健穴位分享

　　在中医理论中，小便不利可能与任脉的功能失调有关。列缺穴能够调通任脉，因此，通过配合中极穴和气海穴这两个穴位，可以进一步调理任脉，促进小便的正常排泄。

中极穴

　　位置与操作：中极穴在下腹部，前正中线上，当脐中下 4 寸处。首先，正坐或仰卧，双手放在小腹上，手掌心朝下，用左手中指的指腹按压穴位，右手中指的指腹按压在左手中指的指甲上；其次，用两只手的中指同时用力按揉穴位，有酸胀的感觉；最后，每天早、晚轮流用左右两只手按揉穴位，每次按揉 1 ～ 3 分钟。

功能：中极穴位于下腹部，具有调理下焦、通利水道的作用。

气海穴

位置与操作：气海穴位则位于脐下 3 寸处。先以右掌心紧贴于气海穴的位置，照顺时针方向分小圈、中圈、大圈，按摩 100 ～ 200 次。再以左掌心，用逆时针方向，如前法按摩 100 ～ 200 次，按摩至有热感，即有效果。

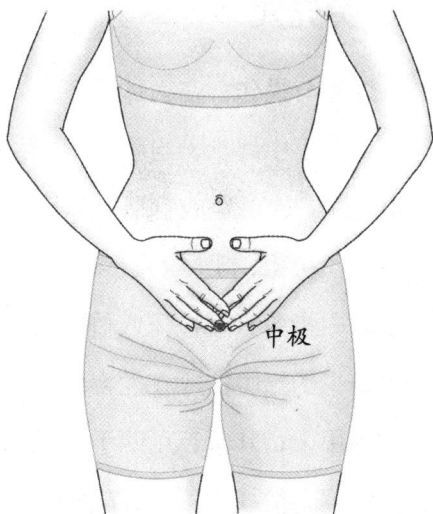

中极穴位置

功能：气海穴能够调补元气、益气固脱。与中极穴配合使用，可以增强任脉的功能，改善小便不利的症状。

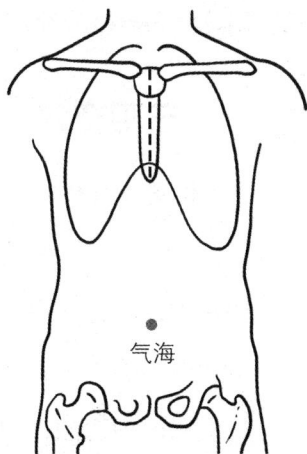

气海穴位置

关元穴

位置与操作：在人体的下腹部，前正中线上，当脐中下3寸。首先，正坐或仰卧，双手放在小腹上，手掌心朝内，用左手中指的指腹按压穴位，右手中指的指腹按压在左手中指的指甲上；其次，用两手中指同时用力按揉穴位，有酸胀的感觉；最后，每天早、晚左右手轮流按揉穴位，先左后右，每次按揉1～3分钟。

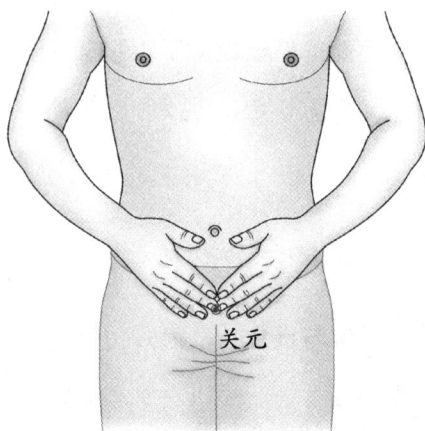

关元穴位置

功能：它与任脉有着密切的联系，具有调理气血、温补下焦的作用。对于痛经和月经不调等妇科问题，针刺关元穴可以调和气血，缓解症状。关元穴还可以与列缺穴配合使用，共同治疗各种妇科疾病。

三阴交穴

位置与操作：在小腿内侧，内踝尖上3寸，胫骨内侧缘后际。首先，正坐，抬起左脚，放置在右腿上；其次，右手四指（大拇指除外）轻轻握住内踝尖；再次，右手大拇指弯曲，用指尖垂直按压胫骨后缘，会有强烈的酸痛感；最后 同法取对侧

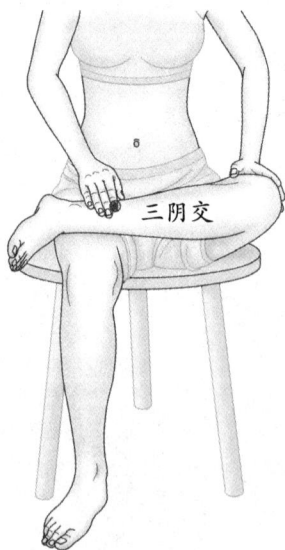

三阴交穴位置

穴，每天早、晚各按 1 次，每次按揉 1 ~ 3 分钟。注意：孕妇禁按此穴位。

功能：三阴交穴具有调理肝、脾、肾三脏功能的作用，对于妇科疾患，如月经不调、痛经等，有一定的疗效。将列缺穴、关元穴和三阴交穴结合起来，可以全面调理妇科问题，达到治疗的目的。

附录：

面部反射区

人的面部以鼻中线为分界线，从上到下，从鼻到耳，分别对应人体的不同部位。并且，左右两侧呈对称状。

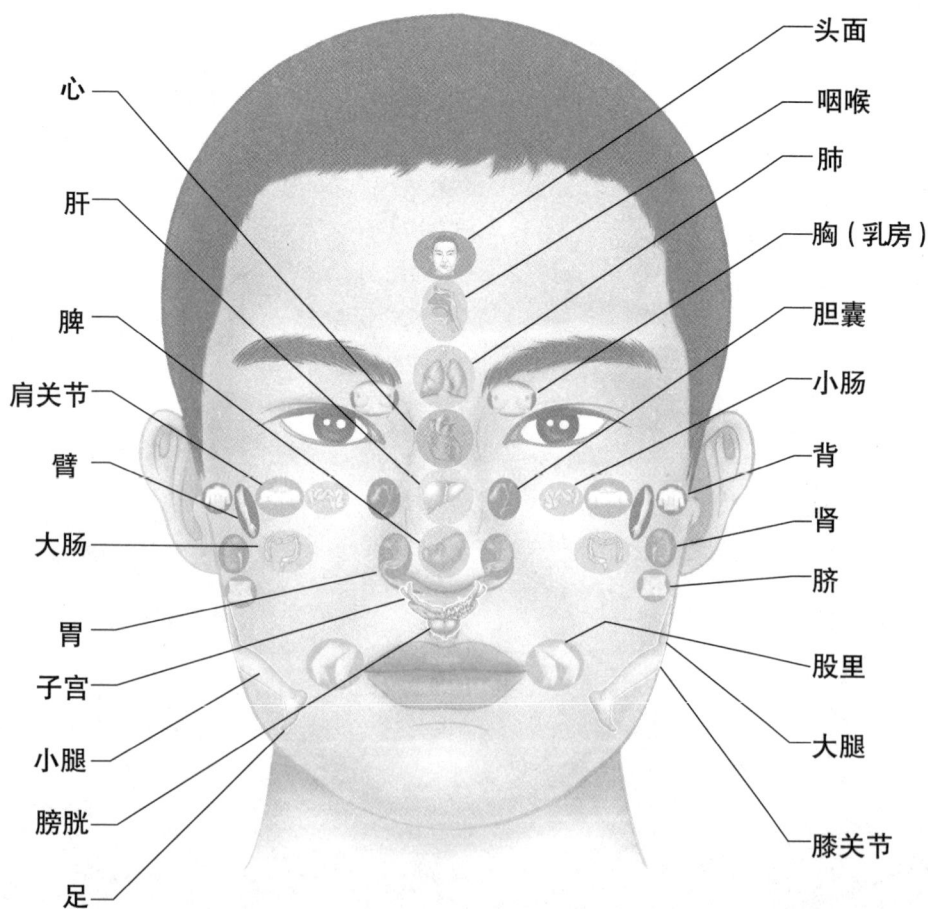

头面
咽喉
肺
胸（乳房）
胆囊
小肠
背
肾
脐
股里
大腿
膝关节

心
肝
脾
肩关节
臂
大肠
胃
子宫
小腿
膀胱
足

左足背反射区

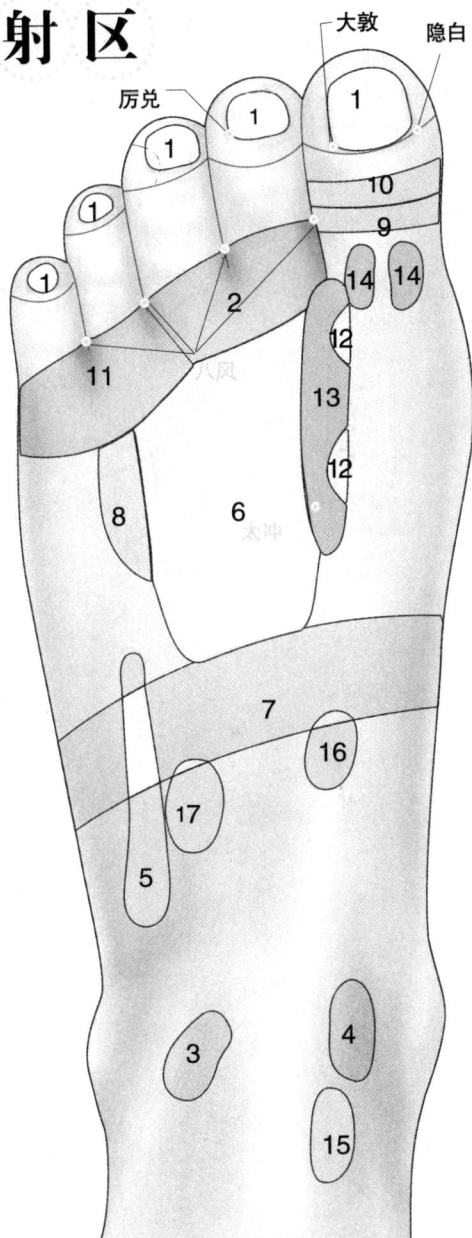

1 脸面
主治：面神经麻痹、脸部皮肤瘙痒。

2 眼睛
主治：眼睛疲劳、结膜炎、角膜炎、白内障、近视、远视、散光。

3 上身淋巴腺
主治：发热、各种发炎、囊肿、肌瘤。

4 下身淋巴腺
主治：发热、囊肿、肌瘤、蜂窝性组织炎、腿部水肿。

5 肩胛骨
主治：肩胛骨酸痛、背痛、肩周炎、肩关节酸痛。

6 乳房、胸腔
主治：胸闷、经期乳房肿痛、乳腺炎。

7 横膈膜
主治：打嗝、胀气、呕吐、腹痛、恶心。

8 内耳迷路
主治：头晕、眼花、耳鸣、目眩、高血压、低血压。

大敦　隐白　厉兑　太冲

右足背反射区

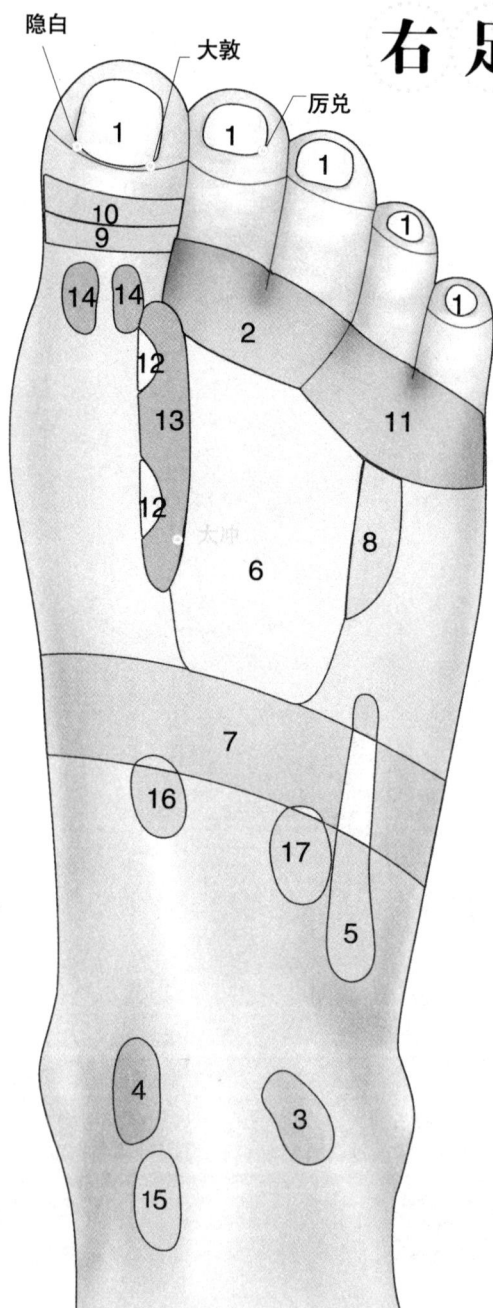

隐白

大敦

厉兑

1
1
1
1
1
10
9
14 14
12
13
12
2
11
6
8
7
16
17
5
4
3
15

9 下颌（牙）
主治：下颌感染化脓、下颌关节炎、打鼾、牙周炎、牙疼。

10 上颌（牙）
主治：上颌感染、上颌关节炎、牙周炎。

11 耳朵
主治：耳鸣、中耳炎、重听、外耳炎。

12 气管、喉部
主治：喉痛、气管炎、气喘、感冒、咳嗽。

13 胸部淋巴腺
主治：各种发炎、发热、囊肿、乳房肿瘤、胸痛。

14 扁桃体
主治：感冒、喉咙痛、扁桃体发炎。

15 腹股沟
主治：生殖系统病变、性冷淡、疝气、不孕不育症。

16 内侧肋骨
主治：肋骨酸痛、胸闷气短、肋膜炎。

17 外侧肋骨
主治：肋骨的各种病变、闪腰、胸闷、胸紧、肋膜炎。

掌部脏腑反射区

这是掌部脏腑反射区图，参照此图，按图索骥，可以快速掌握各反射区的准确位置，配合适当的按摩技巧，可达到自我保健、防治疾病的目的。

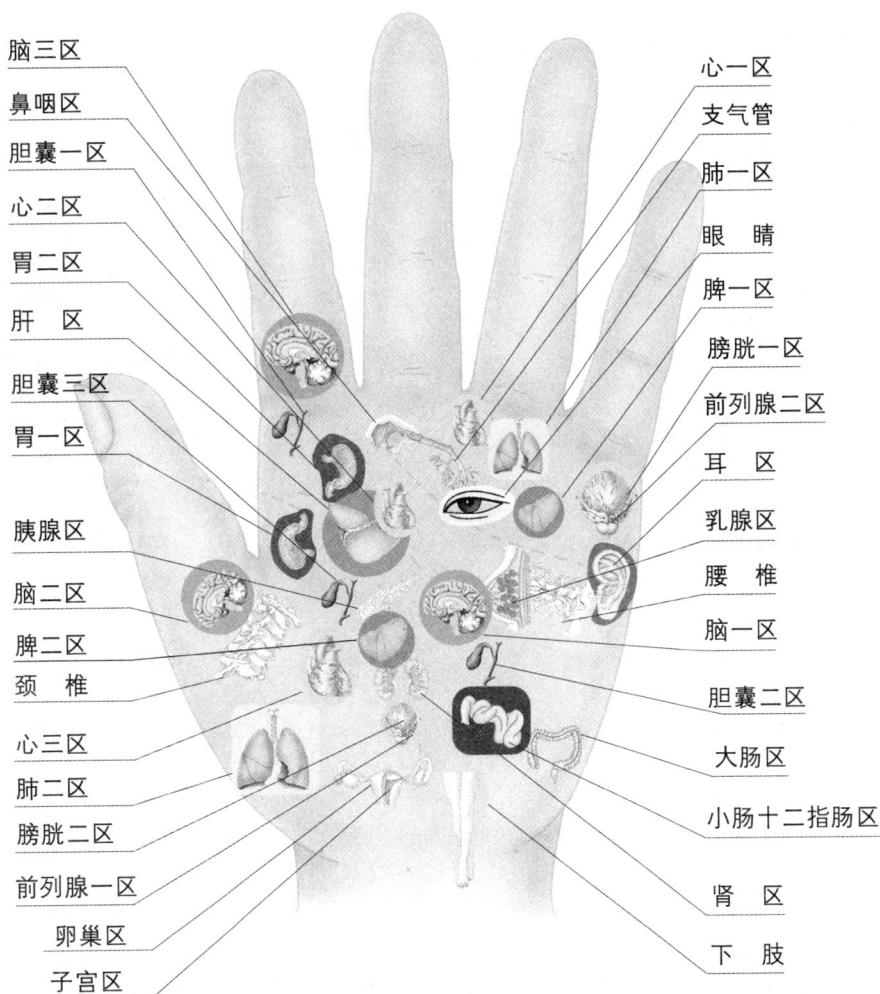

脑三区
鼻咽区
胆囊一区
心二区
胃二区
肝 区
胆囊三区
胃一区
胰腺区
脑二区
脾二区
颈 椎
心三区
肺二区
膀胱二区
前列腺一区
卵巢区
子宫区

心一区
支气管
肺一区
眼 睛
脾一区
膀胱一区
前列腺二区
耳 区
乳腺区
腰 椎
脑一区
胆囊二区
大肠区
小肠十二指肠区
肾 区
下 肢

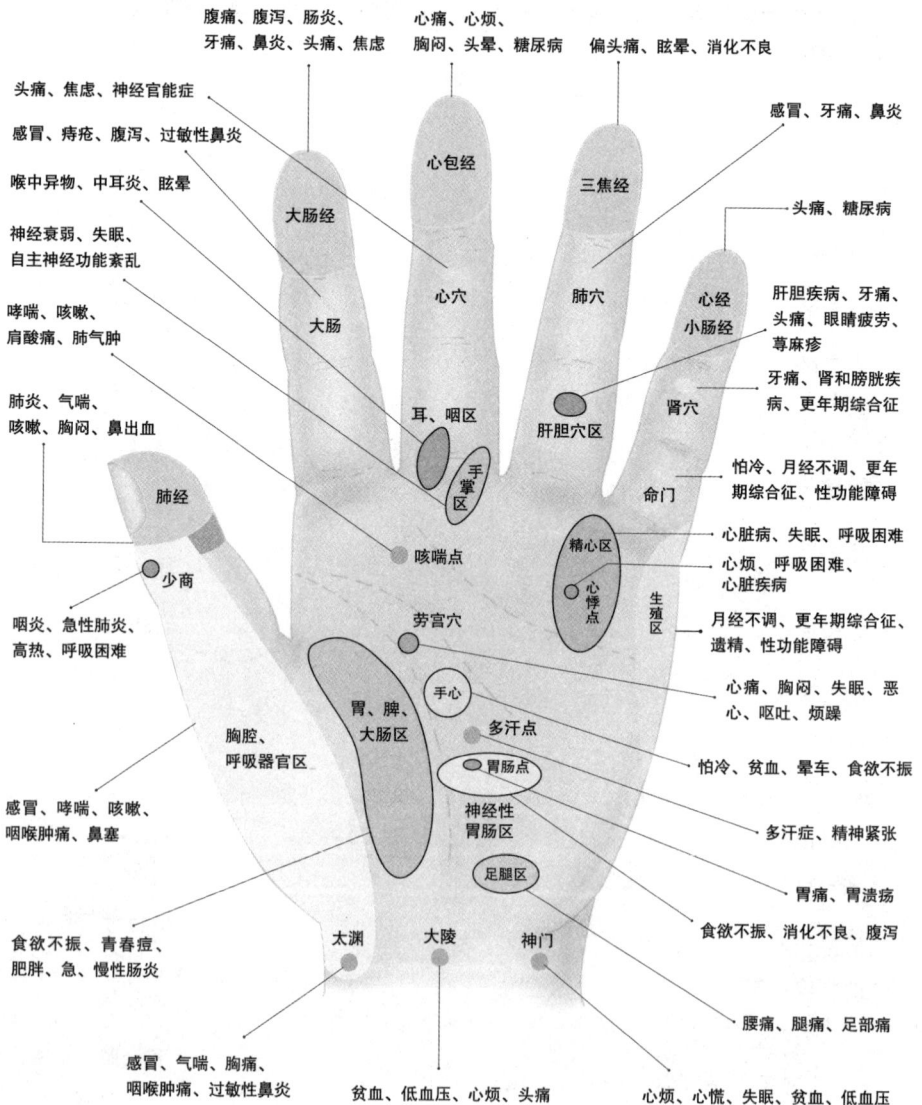

手部反射区

腹痛、腹泻、肠炎、
牙痛、鼻炎、头痛、焦虑

心痛、心烦、
胸闷、头晕、糖尿病

偏头痛、眩晕、消化不良

头痛、焦虑、神经官能症

感冒、牙痛、鼻炎

感冒、痔疮、腹泻、过敏性鼻炎

喉中异物、中耳炎、眩晕

头痛、糖尿病

神经衰弱、失眠、
自主神经功能紊乱

心包经

三焦经

哮喘、咳嗽、
肩酸痛、肺气肿

大肠经

心穴

肺穴

心经
小肠经

肝胆疾病、牙痛、
头痛、眼睛疲劳、
荨麻疹

肺炎、气喘、
咳嗽、胸闷、鼻出血

大肠

肾穴

牙痛、肾和膀胱疾
病、更年期综合征

耳、咽区

肝胆穴区

命门

怕冷、月经不调、更年
期综合征、性功能障碍

肺经

手掌区

精心区

心脏病、失眠、呼吸困难

少商

咳喘点

心悸点

心烦、呼吸困难、
心脏疾病

生殖区

月经不调、更年期综合征、
遗精、性功能障碍

咽炎、急性肺炎、
高热、呼吸困难

劳宫穴

心痛、胸闷、失眠、恶
心、呕吐、烦躁

胸腔、
呼吸器官区

胃、脾、
大肠区

手心

怕冷、贫血、晕车、食欲不振

多汗点

胃肠点

感冒、哮喘、咳嗽、
咽喉肿痛、鼻塞

神经性
胃肠区

多汗症、精神紧张

足腿区

胃痛、胃溃疡

食欲不振、青春痘、
肥胖、急、慢性肠炎

太渊

大陵

神门

食欲不振、消化不良、腹泻

腰痛、腿痛、足部痛

感冒、气喘、胸痛、
咽喉肿痛、过敏性鼻炎

贫血、低血压、心烦、头痛

心烦、心慌、失眠、贫血、低血压

182

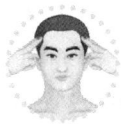

教您轻松找穴位

手指度量法

中医里有手指"同身寸"一说，就是用自己的手指作为寻找穴位的尺度。人有高矮胖瘦，骨节更是有长短不同，虽然两人各测得1寸长度，但实际距离却是不同的。

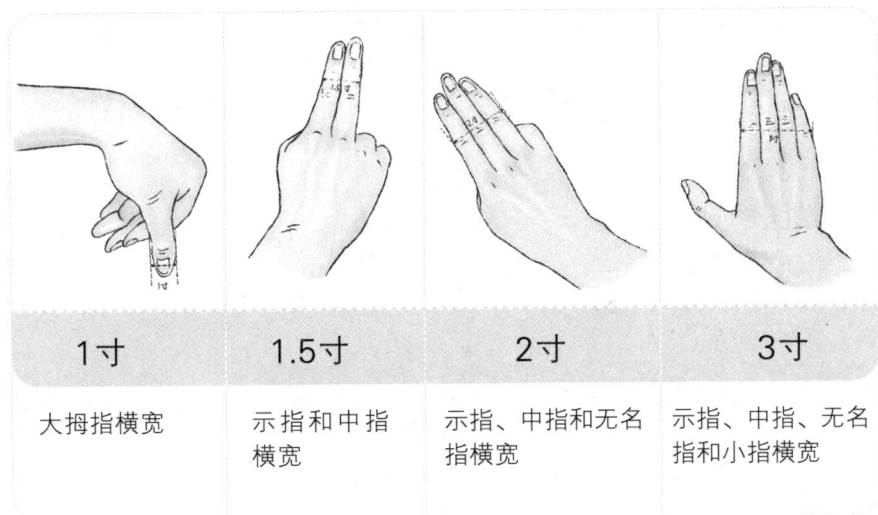

1寸	1.5寸	2寸	3寸
大拇指横宽	示指和中指横宽	示指、中指和无名指横宽	示指、中指、无名指和小指横宽

手指度量长度示意图

标志参照法

固定标志：如眉毛、脚踝、指甲或趾甲、乳头、肚脐等，都是常见的判别穴位的标志。如印堂穴位于双眉的正中央，膻中穴位于左右乳头中间的凹陷处。

动作标志：必须采取相应的动作姿势才能出现的标志，如张口取耳屏前凹陷处即为听宫穴。

身体度量法

利用身体的部位及线条作为简单的参考度量，也是找穴的一个好方法。

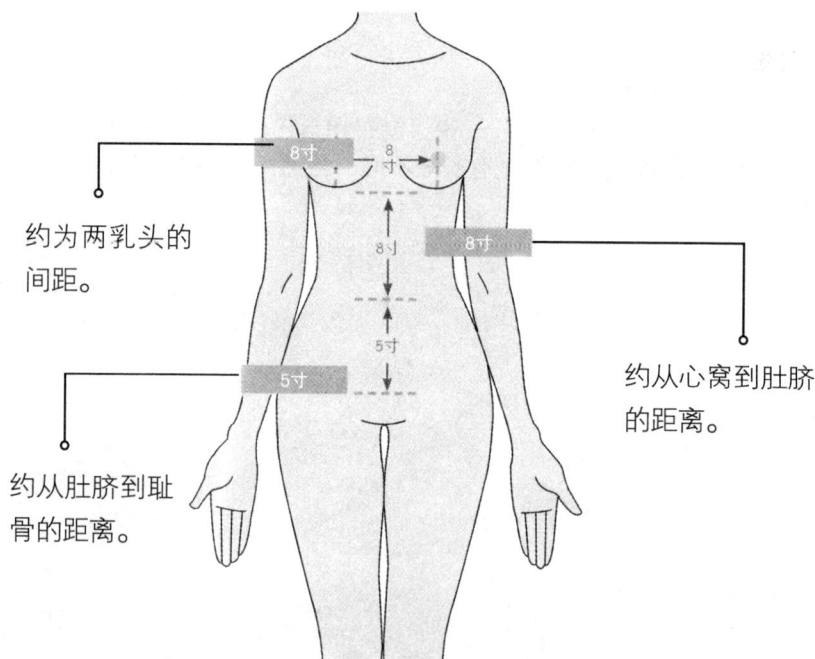

约为两乳头的间距。

约从心窝到肚脐的距离。

约从肚脐到耻骨的距离。

身体度量长度示意图

徒手找穴法

触摸法：以大拇指或其他四指指腹触摸皮肤，如感觉到皮肤异常粗糙，或刺痛，或有硬结，可能就是穴位所在。

抓捏法：以大拇指和示指轻捏感觉异常的部位，当捏到经穴部位时会感觉特别疼痛，而且身体会不由自主地想逃避。

按压法：对抓捏时皮肤感到疼痛的部位，再以大拇指或示指轻压此处并画小圈。如果指头碰到有点状或条状硬结的部位，即可确定是经穴所在的位置。

穴位按摩常见四大手法

按法 这是最常用的按摩手法，动作简单易学。

按摩法	使用部位	说明	适用部位
指按法	手指	以拇指端式螺纹面着力，余四指张开置于相应位置以支撑助力，拇指垂直向下按压	全身
掌按法	手掌	以单手或双手掌面置于治疗部位，以肩关节为支点，利用身体上半部的重量，垂直向下按压	面积较大且平坦的部位，如腰背及腹部
肘压法	肘	将肘弯曲，利用肘端针对定点穴位施力按压	由于刺激较强，适用于体形较胖、感觉神经较迟钝者及脂肪较厚的部位，如臀部和腿部

摩法 这是按摩手法中最轻柔的一种，力道所及仅限于皮肤及皮下。

按摩法	使用部位	说明	适用部位
指摩法	手指	利用示指、中指和无名指等指腹进行轻揉按摩	胸部、腹部
掌摩法	手掌	利用手掌掌面进行轻揉按摩	脸部、胸部、腿部

推法 用手指或手掌着力于人体一定部位或穴位，向一定方向推动。

按摩法	使用部位	说明	适用部位
指推法	手指	包括拇指端推法、拇指平推法三指法，是以指端或者指螺纹面进行的短距离、单方向直线推力的手法	范围小的酸痛部位，如肩、腰及四肢
掌推法	手掌	利用手掌根部按摩特定部位。面积较大或要加强效果时，可用双手交叉重叠的方式推动	面积较大的部位，如腰背和胸腹部
肘推法	肘	将肘弯曲，并利用肘端施力推进	由于刺激较强，适用于体形较胖者及脂肪较厚之处，如臀部和腿部

捏拿法 以大拇指和其余手指的指端，像要抓起东西的样子，稍用力提起肌肉，即拿法；捏法是用拇指和示指把皮肤和肌肉捏起来。

按摩法	使用部位	说明	适用部位
捏拿法	手指	用大拇指、示指和中指的力量，在特定部位及穴位上，以捏掐及提拿的方式施力。力道要柔和，由轻而重，再由重而轻	颈部、肩部及四肢部位